PERFECT MASTER

歯科国試
パーフェクトマスター

口腔微生物学・免疫学

寺尾 豊 著

第2版

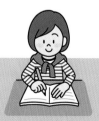

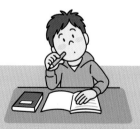

医歯薬出版株式会社

執筆者

新潟大学大学院医歯学総合研究科微生物感染症学分野

寺尾　豊

本書中のマークの見方

Check Point	：各章の最も大切な項目
よくでる	：歯科医師国家試験に頻出の内容
CHECK!	：必ず押さえておきたい重要ポイント
	：大切なキーワード，キーポイント
	：理解を助ける補足
コラム	：著者からのアドバイス

This book is originally published in Japanese
under the title of :

SHIKAKOKUSHI PĀFEKUTOMASUTĀ KŌKŪBISEIBUTSUGAKU-MEN'EKIGAKU

(Oral Microbiology and Immunology for National Board of Dental Examination)

TERAO, Yutaka

　Professor, Division of Microbiology and Infectious Diseases
　Niigata University Graduate School of Medical and Dental Sciences

© 2018 1st ed.
© 2022 2nd ed.

ISHIYAKU PUBLISHERS, INC.

　7-10, Honkomagome 1 chome, Bunkyo-ku,
　Tokyo 113-8612, Japan

はじめに

　2019年末からの新型コロナウイルス感染症パンデミックにより，あらゆる社会活動・生活様式が激変しました．大学生活も，授業・実習・試験のすべてにおいて大きな影響があったと推察しています．その一方で，歯科臨床の場では，当初の各種警告とは異なり，新型コロナウイルス〈SARS-CoV-2〉のクラスターはほとんど発生しませんでした．本書にも記した標準予防策〈スタンダードプレコーション〉が，歯科では徹底されていたことが主たる理由と考えられています．すなわち，正確な知識があれば，感染症は予防・治療・軽症化できると示されたわけです．

　過日，SARS-CoV-2の追補などを行い，教科書の『口腔微生物学・免疫学』が第5版に改訂されました．そして，「歯科医師国家試験出題基準」も令和5年版に改定されます．ますます，歯科医師国家試験でも微生物学や免疫学の最新知識が重要となっています．そこで，『歯科国試パーフェクトマスター口腔微生物学・免疫学』も第2版へと改訂することにいたしました．本書巻末には，微生物学と免疫学に関する令和5年版国試出願基準を付録掲載しています．ポストコロナ時代に向け，エビデンスに基づいた先端歯科を実現するためにも，本科目を意欲的に学修してほしいと願っています．『歯科国試パーフェクトマスター口腔微生物学・免疫学 第2版』が，その一助となればそれに優る喜びはありません．

2022年7月

寺尾　豊

Chapter 1

細菌の特徴と基本構造

Check Point

・細菌の基本構造を説明できる.

・グラム陽性菌とグラム陰性菌の細胞壁構造の違いを説明できる.

Ⅰ．細菌とヒト細胞の基本構造

A 細菌に存在し，ヒト細胞にない構造

1）細胞壁

・細菌の形態を保持する構造物であり，**ペプチドグリカン**（→ p.5 参照）を主成分とする.

・グラム染色法による分類の指標となる（→ p.8 参照）.

・代表的な抗菌薬である**ペニシリン**の標的である．ペニシリンは細胞壁の合成を阻害する（→ p.80 参照）が，ヒトには細胞壁が存在しないため，副作用が少ないと考えられている.

2）線毛

ヒトへの付着に関与するほか（付着線毛），細菌間の接合とプラスミドなどの遺伝情報の伝達に関与する（性線毛）.

3）鞭毛

細菌の主たる運動器官として働く．カンピロバクターやリステリアで観察される.

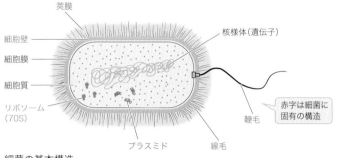

細菌の基本構造

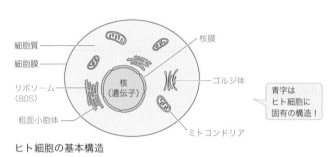

ヒト細胞の基本構造

4) プラスミド（核外染色体）

・自律的な複製能を有する二本鎖の環状 DNA

・薬剤耐性遺伝子や毒素遺伝子を内含することがあり, 保有細菌に新たな形質を付与する.

5) 莢膜

・一部の細菌が有する細胞壁外周のゲル状構造物

・免疫に関与する食細胞の貪食作用に抵抗する.

・肺炎球菌などの一部の細菌の型別に用いられる.

6) 芽胞　よくでる

・クロストリジウム属（破傷風菌やボツリヌス菌）などの一部の**グラム陽性菌**が菌体内に形成する頑強な防御構造体である（→ p.4 参照）.

・熱, 薬品, 乾燥, 紫外線に抵抗する.

・増殖に適した環境下では発芽し，栄養型となり分裂，増殖する．

・121℃・20分間の**オートクレーブ**（**高圧蒸気滅菌**）（→ p.84 参照）で死滅する．

B 細菌とヒト細胞で異なる構造

リボソーム（細菌＝70S，ヒト＝80S）

mRNA 上の遺伝情報から，タンパク質を合成する器官である．

（1）細菌

・30Sと50Sのサブユニットから構成され，70Sの複合体として機能する．

・マクロライド系やテトラサイクリン系薬の標的となる（→ p.80 参照）．

（2）ヒト

40Sと60Sのサブユニットから構成され，80Sの複合体として機能する．

C 細菌とヒト細胞で共通する構造

1）細胞膜

脂質二重層（膜）で構成される．

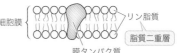

細胞膜　　リン脂質　　脂質二重層　　膜タンパク質

2）細胞質

主としてタンパク質から構成される．

D ヒト細胞に存在し，細菌にない構造

1）核膜 よくでる

染色体 DNA を保護する球状の構造物である．

2）ミトコンドリア

・独自のミトコンドリア DNA をもつ細胞内小器官である．

・ATP エネルギー産生能を有する．

・アポトーシスにも関与する．

3）粗面小胞体

・膜表層にリボソームが結合した小胞体である．

・表層のリボソームで合成したタンパク質をゴルジ体などへ輸送する．

4）ゴルジ体

・細胞内小器官の1つである．

・細胞外へ輸送するタンパク質の修飾（糖鎖の付与）に関与する．

> **CHECK!**
>
> 化学療法薬および抗菌薬は，細菌に特異的な構造物（細胞壁，30Sリボソーム，50Sリボソームなど）を標的とするのが基本である．→ Chapter 19 参照

Ⅱ．細菌表層の構造物とその役割

1）線毛

・宿主（ヒト）への付着に関与する．

・プラスミドの接合伝達を担う性線毛もある．

2）鞭毛

細菌の運動に関与する．

3）莢膜

・細胞壁の外側に形成される粘性構造物

・免疫細胞の貪食（食菌）を逃れる作用を有している．

・細菌検査において，抗原性の違いから細菌の型別分類に利用することもある．また，ワクチンの主成分となることもある．

4）芽胞

・一部のグラム陽性菌が，ペプチドグリカンを再構成して形成する．

・熱，薬品，乾燥，紫外線から，核（遺伝子）を保護し，長期生存を助ける役割を担う．

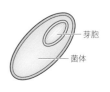

芽胞

菌体

> **CHECK!** 芽胞の殺菌 🎯 よくでる
>
> 芽胞は100℃の熱や化学薬品に抵抗するため，歯科診療器具はオートクレーブ（高圧蒸気滅菌）で121℃・20分間殺菌する．

5）内毒素

・エンドトキシン，リポ多糖，LPS ともいう．

・グラム陰性菌の外膜に局在する（→ p.6 参照）．

・マクロファージ，B 細胞，単球，血管内皮細胞（→ p.57 参照）を活性化する．

・炎症性サイトカイン（→ p.61 参照）の産生を増加させる．

・補体の第二経路を活性化させる．

・発熱やショック，血管内血液凝固を誘発する．

・Shwartzman 活性，Limulus 活性を有する．

Ⅲ．グラム陽性菌とグラム陰性菌の細胞壁構造の違い

A グラム陽性菌

・厚い細胞壁に覆われている．細胞壁は主に**ペプチドグリカン** 🎯よくでる から構成されている．

・一部のグラム陽性菌は，熱・抗菌薬・消毒薬・紫外線・乾燥に抵抗する**芽胞**を形成する．

・芽胞を滅菌するためには，121℃・20 分間の**オートクレーブ（高圧蒸気滅菌**→ p.84 参照）が用いられる．🎯よくでる

B グラム陰性菌

・薄い細胞壁に覆われている．

・細胞壁の外側と内側に 2 つ細胞膜を有しており，外側は外膜，内側は内膜とよばれる．

・外膜には主要な病原因子の**内毒素（エンドトキシン）**（→ p.75 参照）が存在する．

・内毒素の組成は**リポ多糖**（**LPS**：lipopolysaccharide）である．🎯よくでる

・細胞壁と細胞膜（内膜および外膜）の間隙はペリプラスムとよばれ，タンパク質の修飾や輸送などが行われる．

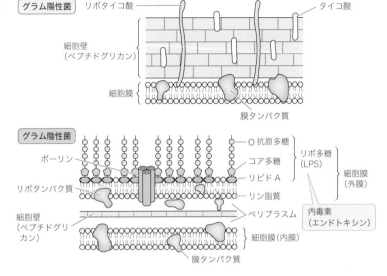

グラム陽性菌

リポタイコ酸 ── タイコ酸

細胞壁（ペプチドグリカン）

細胞膜

膜タンパク質

グラム陰性菌

ポーリン

リポタンパク質

細胞壁（ペプチドグリカン）

O抗原多糖

コア多糖 ─ リポ多糖（LPS）

リピドA

リン脂質 ── 細胞膜（外膜）

ペリプラスム

細胞膜（内膜）

膜タンパク質

内毒素（エンドトキシン）

IV. 細菌の増殖様式

A 二分裂増殖 ── 細菌は二分裂増殖する！

①分裂増殖前の細菌

②タンパク質合成と染色体複製に伴い，菌体が肥大化する．

③分裂する割面に垂直な隔壁が形成される．

④隔壁を両端から引き離す力が作動し，元の細菌と同一の形質を有する2つの細菌に分裂増殖する．

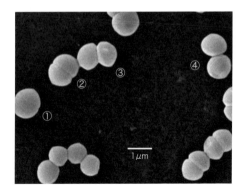

1 μm

B 細菌の増殖曲線

細菌の増殖は，下図のような曲線で説明される．

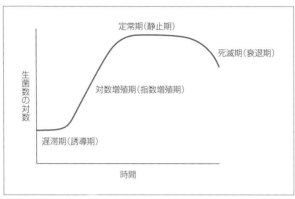

細菌の増殖曲線

1）遅滞期（誘導期）

環境に適応し，増殖を準備する期間

2）対数増殖期（指数増殖期） よくでる

安定して二分裂増殖する期間

3）定常期（静止期）

必要な栄養が減少し，細菌の増殖が低下する期間

4）死滅期（衰退期）

栄養素の不足や代謝物による悪影響で，死菌が増殖菌数を上回る時期

コラム：二分裂に要する時間

・増殖の速い腸炎ビブリオなどでは約10分間で倍加する．
・大腸菌では約30分間で二分裂増殖する．
・生育の遅い結核菌では約1日の世代時間を要する（二分裂増殖の時間＝倍加時間＝世代時間）．

CHECK! グラム染色法による染まり方の違い

・グラム染色法では，
①細胞壁のペプチドグリカン層に青紫色の色素（ゲンチアナ紫液あるいはクリスタル紫液）が，ルゴール液処理で強固に沈着する．
②アルコール脱色を経て，赤紫色の色素（サフラニン液あるいはフクシン液）で染色する．
・グラム陽性菌：細胞壁のペプチドグリカン層が厚いため，先に染めた青紫が優勢な色調を呈する．
・グラム陰性菌：細胞壁のペプチドグリカン層が薄いため，先に染めた青紫色は薄く，後に染めた赤紫色が明瞭となる．

 コラム：薬剤耐性（AMR）と抗菌薬の適正使用（AMS）

　抗菌薬などの抗微生物薬に対して抵抗性を有することを，薬剤耐性（antimicrobial resistance：AMR）という．世界保健機関（WHO）などの試算によると，有効なAMR対策がとられなければ，2050年には全世界で毎年約1,000万人が死亡すると推計されている．そこで，WHOや日本政府などは，それぞれ「薬剤耐性（AMR）対策アクションプラン」を定め，行動計画を進めている．

　その1つが，抗菌薬の適正使用（antimicrobial stewardship：AMS）である．背景にあるのは，薬剤耐性（AMR）を生じさせる主要因が，抗菌薬の不適正使用と目されているからである．2017年には，厚生労働省作成の「抗微生物薬適正使用の手引き」も公開され，私たち歯科医療人にも必須な知識となっている．「令和5年版歯科医師国家試験出題基準」でもAMRおよびAMSが明記されており，歯科診療の場で院内感染を制御するうえでも必須の知識といえる．

Chapter 2

グラム陽性球菌

Check Point

・代表的な病原性グラム陽性球菌を説明できる.

・それぞれのグラム陽性球菌の病原因子を説明できる.

・それぞれのグラム陽性球菌感染症の病態を説明できる.

・それぞれのグラム陽性球菌感染症の予防と治療方法を説明できる.

Ⅰ. レンサ球菌

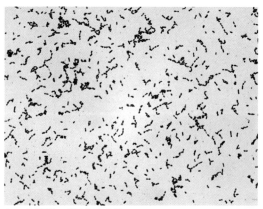

レンサ球菌のグラム染色像

A A群レンサ球菌 (*Streptococcus pyogenes*)

- 化膿レンサ球菌，溶血性レンサ球菌（溶レン菌）ともいう．
- 血液寒天培地で完全溶血，すなわち β 溶血を呈する．
- 咽頭炎・扁桃炎，苺舌，膿痂疹，産褥熱など多彩な病態を示す．
- 続発症として，糸球体腎炎（→ p.63 参照）を引き起こすことがある．
- 劇症型 A 群レンサ球菌感染症は致死率が高く，人喰いバクテリアともよばれている．国内では毎年過去最高数の患者が報告されている．
- 菌体表層の **M タンパク**は，主要な病原因子であり，ヒト細胞への付着・侵入のほか，免疫回避にも関与する．血清型別（M 型）や遺伝子型別（*emm* 型）の指標となる．よくでる

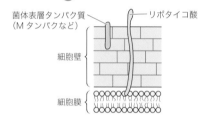

菌体表層タンパク質（M タンパクなど）
リポタイコ酸
細胞壁
細胞膜

- **ストレプトリジン O (SLO)** は，化膿レンサ球菌により産生される溶血毒素であり，赤血球の細胞膜を破壊する．よくでる
- ストレプトリジン O（SLO）は，ASO 検査の指標となる．よくでる
- **スーパー抗原**が 14 種類，タンパク質分解酵素（プロテアーゼ）が 3 種類報告されている．
- 抗菌薬が奏効し，治療にはペニシリンおよびクリンダマイシンの使用が推奨されている．
- マクロライド系薬に対しては，耐性菌が増加している．

CHECK! スーパー抗原

スーパー抗原は，T 細胞を非特異的に活性化し，免疫を攪乱する．

ASO 検査
ストレプトリジン O に対する血清抗体価を測定する．

II. 肺炎球菌

A 肺炎球菌 (*Streptococcus pneumoniae*)

・莢膜の型により，約100種類に分類されている．

・感染すると，血中CRP値と白血球数が増加する．

・高齢者には主に**肺炎**，小児には主に**中耳炎**を引き起こす．

・高齢者には23価ワクチン，小児には13価ワクチンが使用される．

・**ペニシリン**は肺炎球菌の代表的な治療薬であったが，**ペニシリン耐性肺炎球菌**（penicillin-resistant *Streptococcus pneumoniae*：**PRSP**）が増えている．よくでる

・さらに，マクロライド系薬を多用する日本では，マクロライド系薬耐性肺炎球菌も急増しており，肺炎球菌感染症患者から分離された肺炎球菌の約80％が，マクロライド系薬耐性になっている（2022年時点）．

・ニューモリジン（Ply）は，好中球（→ p.54 参照）を傷害する外毒素である．

・IgA1プロテアーゼは，IgA1（→ p.60 参照）を分解する外毒素である．

B 誤嚥性肺炎 よくでる

・**肺炎球菌**と**黄色ブドウ球菌**は，高齢者の誤嚥性肺炎の主な原因菌であり，ともに薬剤耐性化が進行し，薬剤治療が困難となっている．

・PMTC（プロフェッショナルな口腔清掃）は，誤嚥性肺炎の予防に対して有効である．

・そのため，医科と歯科の連携による予防が強く求められている（多職種連携：厚生労働省，2016）．

・患者と死亡者が増加しており，2020年以降は毎年約4万人の死者が報告されている．

Ⅲ. ブドウ球菌

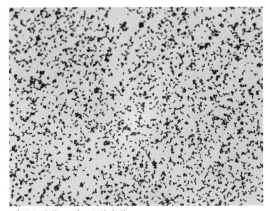

ブドウ球菌のグラム染色像

A 黄色ブドウ球菌（*Staphylococcus aureus*）

・コアグラーゼ陽性

・カタラーゼ陽性

・7〜10％の食塩存在下でも生育できるうえ，乾燥にも比較的強いため，環境中に残留することが可能である．

・**院内感染**および**日和見感染**の主要な原因細菌である．

・膿痂疹（とびひ），食中毒，肺炎，**インプラント周囲炎**など多彩な病態を引き起こす．

・ブドウ球菌などが産生する**腸管毒（エンテロトキシン）**は耐熱かつ耐酸性の毒素であり，加熱調理しても残存する．また，スーパー抗原活性も有する．よくでる

・毒素性ショック症候群では，スーパー抗原の TSST-1 が主要な病原因子として働く．

・その他の病原因子として，プロテイン A，ロイコシジン，表皮剝脱性毒素などがある．

- 抗菌薬に抵抗性を示す薬剤耐性の黄色ブドウ球菌（MRSA）が，医療現場で大きな問題となっている．
- 適切な手洗いと消毒および滅菌が，院内感染に効果的な対応策である（→ p.82 参照）．

B メチシリン耐性黄色ブドウ球菌 (methicillin-resistant *Staphylococcus aureus* : MRSA) よくでる

- 日本における薬剤耐性菌による院内感染の原因菌の約 90％を占める．
- オキサシリンの MIC 値が 4 μg/mL 以上の *S. aureus* である．
- **ペニシリン耐性**は，ペニシリナーゼ遺伝子の獲得と細胞壁構造の変化（PBP2'：遺伝子名は *mecA*）による．
- MRSA には**バンコマイシン**が奏効する（→ p.81 参照）．しかし，バンコマイシンに抵抗性を示すバンコマイシン耐性黄色ブドウ球菌（**VRSA**）が，過去に分離されたことがある．
- 手洗いと消毒および滅菌が，院内感染対策に有効である（→ p.82 参照）．
- 70～80％アルコールによる消毒が可能である． よくでる

💡 CHECK! 日和見感染

日和見感染は易感染性患者（乳幼児，高齢者，白血病，糖尿病，AIDS，がん）に生じ，弱毒な病原体が原因となる．病院内で発生することが多いため，院内感染と重複しやすい．

🐕 コラム：院内感染の薬剤耐性（AMR）四天王

1 位：メチシリン耐性黄色ブドウ球菌（MRSA）
2 位：ペニシリン耐性肺炎球菌（PRSP）→ p.11 参照
3 位：多剤耐性緑膿菌（MDRP）→ p.22 参照
4 位：バンコマイシン耐性腸球菌（VRE）→ p.81 参照

最善の対策は，消毒と滅菌！→ p.81 参照

Chapter 3

グラム陽性桿菌

Check Point

・代表的な病原性グラム陽性桿菌を説明できる.

・それぞれのグラム陽性桿菌感染症の病態を説明できる.

・それぞれのグラム陽性桿菌感染症の予防と治療方法を説明できる.

Ⅰ. ジフテリア

A ジフテリア菌 (*Corynebacterium diphtheriae*)

・ワクチン非接種者に飛沫で感染し,ジフテリア毒素による**灰白色の偽膜**を咽頭部に形成する.よくでる

・致死率は約 10% と高い.

・**DPT-IPV ワクチン**(ジフテリア・百日咳・破傷風-ポリオ不活化ワクチン)で予防する.

Ⅱ. リステリア

A リステリア・モノサイトゲネス (*Listeria monocytogenes*)

・食塩耐性かつ 4℃ でも活動性を保つ.

・ウシなどの家畜から,**牛乳**などの**乳製品**を介して経口感染する**人獣共通感染症**の病原体である.

・**妊婦**に感染すると,流産・死産のほか,乳児リステリア症を発症する.

- ペニシリン系薬が奏効する.
- 主要な病原因子はリステリオリジン O（LLO）であり，食細胞のマクロファージ（→ p.54 参照）を傷害し，免疫回避に寄与する.

Ⅲ. クロストリジウム属

A 破傷風菌 (*Clostridium tetani*) よくでる

- 土壌や室内の埃中に，**芽胞**の形で広く存在する.
- 傷口から侵入すると増殖型となり，神経毒の破傷風毒素（テタノスパスミン）などを産生し，病原性を発揮する（開口障害や嚥下障害）.
- 破傷風毒素の毒力はきわめて強く，致死的であるため，**DPT-IPV ワクチン**の接種を行う.
- DPT-IPV ワクチンのうち，**破傷風ワクチン**は毒素をホルマリン処理した**トキソイド**が使用される. よくでる
- 治療には，**ペニシリン系薬**と抗血清が併用される.
- 歯科診療においては，**外傷歯**で来院した児童で注意が必要となる. 屋外の土壌や室内の埃中の破傷風菌が，外傷部から感染することがあるため，**同ワクチンの接種を必ず問診**する. ワクチン接種歴が不明な際は，**母子健康手帳**を点検する. よくでる

CHECK! DPT-IPV ワクチン よくでる

- DPT-IPV ワクチンの標的は，ジフテリア菌，百日咳菌，破傷風菌およびポリオウイルスである.
- そのうち，破傷風とジフテリア菌のワクチンは，それぞれの毒素をホルマリン処理したトキソイドが使用されている.

CHECK! 歯の外傷

- ・歯の外傷は男児の 1〜3 割で発生するといわれる.
- ・破傷風ワクチン（DPT-IPV ワクチン）の接種歴の問診が必須である.
- ・歯の外傷に伴う出血などで患児や保護者が動転している場合は，母子健康手帳の提示を求めるとよい.

歯の外傷では，破傷風ワクチンの
接種歴を必ず問診すること！

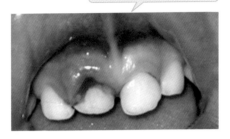

B ボツリヌス菌 (*Clostridium botulinum*)

- ・食品を含め，自然界に**芽胞**の形で広く分布する.
- ・日本国内での感染症例は，主に汚染食品による食中毒が多い.
- ・近年では，（輸入）**ハチミツ**による乳幼児ボツリヌス症の死亡例や重症化例が問題になっている.
- ・ワクチンが実用化されていないため，**1 歳未満の乳幼児**に（輸入）ハチミツや（輸入）野菜スープを与えないことが定められており，唯一の予防法となる. よくでる
- ・健康な成人の腸内には常在フローラの防御作用があるため，本菌は増殖しない.

Ⅳ. 抗酸菌

A 結核菌 (*Mycobacterium tuberculosis*) よくでる

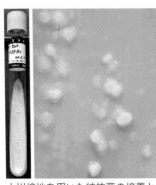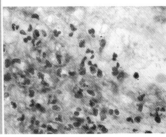

小川培地を用いた結核菌の培養と Ziehl-Neelsen 染色像
（小川みどり先生・大原直也先生提供，口腔微生物学・免疫学第 5 版，2021）

・咳などで患者から感染するが，その感染力はきわめて強く，**飛沫核感染**（空気感染ともいう）する．

・結核菌は増殖が遅く，小川培地で培養する．

・**グラム染色が困難**であり，**Ziehl-Neelsen 染色法で赤染**される．

・肺から各種組織へ伝播し，**粟粒結核**を生じる．

・感染の有無は，IFN-γ 遊離試検（**クオンティフェロン試験**や **T スポット試験**）で調べる（旧来は**ツベルクリン反応**）．

・予防には，**BCG ワクチン**を接種する．

・近年，**若い医療従事者への感染**例が増えており，**イソニアジド**の予防投与も行われる．

・治療には，抗菌薬 4 剤（イソニアジド，リファンピシン，ピラジナミド，エタンブトール）を長期間投与する必要がある．

・国際的に，致死率の高い（～50％）耐性菌が増加している．

・国内の結核患者は，約 7 割が 60 歳以上である．過去に感染し発症しなかった人が，加齢による免疫低下で発症したと推察されている．した

がって，歯科診療で高齢者施設を訪問する際には，歯科医療スタッフのBCGワクチン接種歴の確認が重要となる．

CHECK! 多剤耐性結核菌と超多剤耐性結核菌

● 多剤耐性結核菌（MDR-TB）
イソニアジドとリファンピシンの両薬剤に耐性を示す結核菌である．
● 超多剤耐性結核菌（XDR-TB）
多剤耐性かつカナマイシンおよびニューキノロンに同時耐性を示す結核菌である．

CHECK! 直接服薬確認治療（DOTS）

　患者が結核の治療を継続するため，また耐性菌の出現を予防するため，入院・外来治療の全期間にわたり，主治医や看護師と保健所は連携して患者を支援・指導する．具体的には，医療従事者の目前での服薬などがある（directly observed treatment short course：DOTS）．法律により成文化されている．

CHECK! 空飛ぶ感染経路（飛沫/エアロゾル/飛沫核）

①飛沫感染：水分で覆われている直径5 μm以上の粒子で，多くの呼吸器感染微生物が相当する．
②エアロゾル感染：水分を含む直径5 μm未満の粒子で，空気感染する粒子と比べ，大きく，唾液などが残り湿潤し，早く沈降する．新型コロナウイルス（SARS-CoV-2）などが相当する．
③飛沫核感染（空気感染）：水分を含まない直径5 μm未満の粒子で，結核菌，麻疹ウイルス，水痘・帯状疱疹ウイルスの3つが代表的な病原微生物である．
● 空気感染とエアロゾル感染の区別は，厳密には定義されていない．
● 空気感染とエアロゾル感染の違いは，病原体を含み浮遊する粒子の直径と湿潤度である．

グラム陽性桿菌

CHECK! 結核の重要ポイント

感染経路		飛沫核感染(空気感染)
感染力		きわめて強い
感染者の特徴		若い医療従事者，易感染性患者，高齢者
感染像		粟粒結核，乾酪壊死
検査	染色検査	Ziehl-Neelsen 染色法
	培養検査	小川培地
	エックス線検査	胸部エックス線検査
	免疫学的検査	①IV型アレルギー法…ツベルクリン反応(旧来) ②血清学的方法…クオンティフェロン試験， Tスポット試験
予防		BCG ワクチン，イソニアジド予防投与
治療		イソニアジド，リファンピシン，ピラジナミド， エタンブトールの4種併剤を長期投与(DOTS)

グラム陽性桿菌

 コラム：BCG 接種していますか？

　毎年，日本各地の病院で若い医療従事者の結核感染が報道されている．自分自身の BCG 接種歴は要チェックである．母子健康手帳の「予防接種の記録」欄をしっかりと点検しておこう．

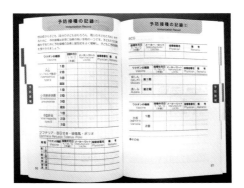

Chapter 4

グラム陰性球菌, グラム陰性桿菌

> **Check Point**
> ・代表的な病原性グラム陰性球菌とグラム陰性桿菌を説明できる.
> ・それぞれのグラム陰性菌感染症の病態を説明できる.
> ・それぞれのグラム陰性菌感染症の予防と治療方法を説明できる.

I. ナイセリア属

A 髄膜炎菌 (*Neisseria meningitidis*)

・グラム陰性の双球菌である.
・2012 年に,「**学校において予防すべき感染症 (学校感染症)**」に追記された感染症である.
・寮などで集団生活を行う学生に流行することがあり,**髄膜炎**を発症する. 近年では死亡例も報告されている.
・ペニシリン系薬が奏効する.

B 淋菌 (*Neisseria gonorrhoeae*)

・グラム陰性の双球菌である.
・世界で最も多い性感染症病原体とされる.
・海外では,(超)多剤耐性化の進行が問題となっている.
・病原因子は,IgA1 プロテアーゼ (→ p.60 参照) や LPS など.

グラム陰性菌

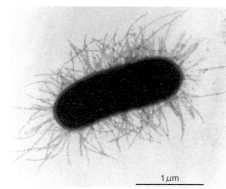

大腸菌の電子顕微鏡像
（中山浩次先生・内藤真理子先生提供，口腔微生物学・
免疫学第4版，2016）

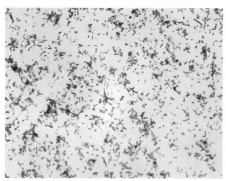

大腸菌のグラム染色像

A 緑膿菌（*Pseudomonas aeruginosa*）

・**水系を好み**，病院内では手洗いシンク，トイレなどに生息している．

・バイオフィルムを形成し，シンクやウォシュレットのノズルなどに固
　着するため，機械的に刷掃・洗浄する必要がある．

・緑膿菌は多剤耐性化が進みやすい性質があり，**易感染性患者に院内感染**および**日和見感染**を多発させる．よくでる

・複数の薬剤に耐性を示す緑膿菌を，**多剤耐性緑膿菌**（multiple drug-resistant *P. aeruginosa*：**MDRP**）という．

・易感染性患者に感染すると，死に至ることもある．

B 腸管出血性大腸菌 (enterohemorrhagic *Escherichia coli*：EHEC)

・代表的かつ大規模感染症の血清型菌として，O157：H7 がある．

・ウシの腸管の常在細菌であるが，ヒトに感染すると重篤な症状を引き起こし，死に至ることもある．

・主たる病原因子は，志賀毒素（ベロ毒素）である．

・出血性大腸炎や溶血性尿毒症症候群（hemolytic uremic syndrome：HUS）を引き起こす．

・ワクチンはなく，非加熱の牛肉摂取を避けることが予防となる．

・治療には，ホスホマイシンが使用される．

C サルモネラ属 (*Salmonella*)

・ニワトリの常在細菌であり，汚染された鶏卵により**食中毒**を発症する．

・感染の有無は，ウィダール（Widal）反応で調べる．

D 腸炎ビブリオ (*Vibrio parahaemolyticus*)

・耐塩性があり，魚介類に付着することがある．

・主に，汚染された魚介類の摂取により**食中毒**を発症する．

E 百日咳菌 (*Bordetella pertussis*)

・**百日咳**の原因細菌であり，ワクチン未接種者に**飛沫感染**する．

・**DPT-IPV ワクチン**（→ p.15 参照）の接種により予防する．

F レジオネラ・ニューモフィラ (*Legionella pneumophila*) よくでる

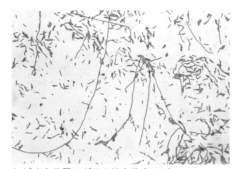

レジオネラ属のグラム染色像(CDC)

・温かな水系に生息する.

・入浴施設，循環式濾過浴槽（24 時間風呂），エアコン，空気清浄機，加湿器などにも繁殖し，気道感染して，**高齢者**に**肺炎**を引き起こす.

・歯科診療室では，タービンやスリーウェイシリンジの清掃を徹底する.

・ニューキノロン系薬やマクロライド系薬が奏効する.

コラム：空気清浄機・加湿器のメインテナンスは大丈夫？

　近年では，空気清浄機・加湿器からレジオネラ・ニューモフィラに感染し，死亡した事例が報告されている．診療室に設置する加湿器などは，定期的な清掃を行うほか，温水の補給は行わないことを覚えておこう〔取扱説明書にも，水道水（冷水）の補給が明記されている〕.

　同様に，エアコンフィルターの定期清掃も励行しよう.

Chapter 5

らせん菌（スピロヘータ属）

Check Point

・代表的な病原性らせん菌（スピロヘータ属）を説明できる．

・それぞれのらせん菌（スピロヘータ属）の病態を説明できる．

・それぞれのらせん菌（スピロヘータ属）の予防と治療方法を説明できる．

Ⅰ．スピロヘータ属

A 梅毒トレポネーマ（*Treponema pallidum*） よくでる

・梅毒は体液を介して感染する性感染症（STI）である．

・鞍鼻や中枢神経障害，高口蓋，口蓋穿孔を発症することもある．

・現在，国内で過去最大数の感染が報告され続けている（→ p.25 参照）．

・感染者は男性に多かったが，近年は女性も増加しており，**先天性梅毒**のリスクが高まっている．

・先天性梅毒では，**ハッチンソン（Hutchinson）の3徴候**が出現する．

・**Hutchinson の3徴候**：①前歯部にハッチンソン（Hutchinson）歯／臼歯部にフルニエ（Fournier）歯，②実質性角膜炎，③内耳性難聴，が生じる．よくでる

・歯科領域では，針刺し事故による感染に注意を払う．

・感染の有無は，STS と TPHA 試験で調べる．よくでる

・梅毒の診断では，視診・問診による現病歴と既往歴も併用する．

・治療には，**ペニシリン系薬**を投与する．

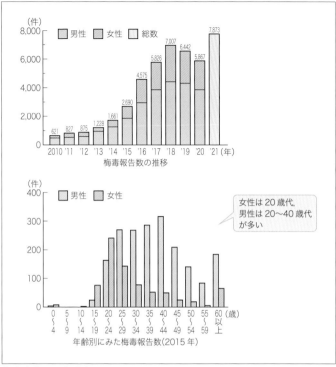

梅毒患者の発生動向　　　　　　　　　　　　　（厚生労働省，2016，2022 より改変）

CHECK! 　梅毒トレポネーマ感染検査　　よくでる

STS	TPHA 試験	判定
−	−	梅毒ではない
−	+	治療した梅毒
+	−	初期梅毒，膠原病などの偽陽性
+	+	梅毒

STS：カルジオリピン法ともいう．かつてはワッセルマン反応といわれていた．TPHA 試験：トレポネーマ抗原法ともいう．

視診と問診も併用する！

らせん菌

ステージ	時期	症状
第 1 期	3 週間〜3 か月	硬性下疳，リンパ節腫脹
第 2 期	3 か月〜3 年	梅毒性バラ疹，丘疹性梅毒疹，扁平コンジローマ，梅毒性乾癬
第 3 期	3 年〜10 年	ゴム腫，血管炎症，梅毒疹
第 4 期	10 年〜末期	脳・神経障害

らせん菌

Ⅱ．ヘリコバクター

A ヘリコバクター・ピロリ (*Helicobacter pylori*)

・ヒトの胃に生息するほか，デンタルプラークからも検出される．

・尿素を分解してアンモニアを産生する，ウレアーゼを有する．

・産生したアンモニアで胃酸を中和し，胃に定着する．

・胃に感染すると，胃炎，胃潰瘍を経て胃がんを発症させることがある．

・抗菌薬による除菌治療が保険適応で行われている．

・近年ではクラリスロマイシン耐性菌が増加しており，メトロニダゾールへの変更が進んでいる．

らせん菌

細菌はその形態から，球菌・桿菌・らせん菌の 3 つに大別される．さらに，らせん菌は回転数により，① 1 回転のビブリオ属，② 2〜3 回転のヘリコバクター，③ 5 回転以上のスピロヘータ（梅毒トレポネーマ→ p.24 参照）に細分される．回転数の少ないビブリオ属は桿菌に分類されることもある（腸炎ビブリオなど→ p.22 参照）.

その他の病原細菌

その他の
細菌

Check Point

- マイコプラズマ，クラミジア，リケッチアの病態を説明できる.
- マイコプラズマ，クラミジア，リケッチアの治療方法を説明できる.

I. マイコプラズマ

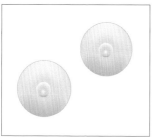
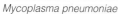
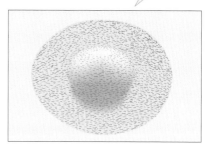

目玉焼き状のコロニー

Mycoplasma pneumoniae

A 肺炎マイコプラズマ (*Mycoplasma pneumoniae*)

- 自己増殖可能な最小の微生物
- 主に学童間で流行し，軽症の肺炎（**歩く肺炎**）を引き起こす.
- 細胞壁がなく，**目玉焼き状コロニー**を呈し，ペニシリン系薬が奏効しない.
- 小児の感染が多いため，マクロライド系薬が治療の第一選択となるが，耐性菌が増加している.

・8歳未満の患児では，**歯の着色**やエナメル質形成不全を生じるため，テトラサイクリン系薬は注意が必要である．

Ⅱ．クラミジア

A クラミジア・トラコマティス（*Chlamydia trachomatis*）

・細胞に寄生しなければ生存できない**偏性細胞内寄生性細菌**である．

・10代後半から20代前半の女性に多い性感染症（STI）を引き起こす．

・国内最多の性感染症の病原体であるが，啓発が実を結び，近年は患者数が減少傾向にある．

・HIVなどの次なる性感染症病原体の感染リスクが数倍に高まる．

・治療には，テトラサイクリン系薬やマクロライド系薬を用いる．

Ⅲ．リケッチア

・細胞に寄生しなければ生存できない**偏性細胞内寄生性細菌**である．

・リケッチアは，節足動物（ダニ，ツツガムシなど）をベクター（運び屋）として用いてヒトに感染する．

・感染の3徴候は，①刺し口，②発疹，③発熱と頭痛である．

・治療には，テトラサイクリン系薬やマクロライド系薬を用いる．

・ツツガムシ病群リケッチアは，新潟・秋田・山形の地方病として知られる．高齢者では死に至ることもある．

・日本紅斑熱リケッチアは，ペットのマダニから感染し，西日本で多い．

CHECK!　歯の着色を生じる抗菌薬

歯の着色を生じる抗菌薬は，テトラサイクリン系薬，ミノサイクリン系薬，ドキシサイクリン系薬である．歯科診療室に常備されているが，使用に際しては，患者の年齢（8歳未満か否か）に注意する．

Chapter 7

ウイルスの特徴と基本構造

総論ウイルス

Check Point
・ウイルスの基本構造を説明できる.
・ウイルスの増殖様式を説明できる.

Ⅰ. ウイルスの構造と特徴

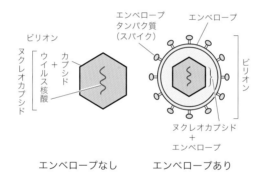

エンベロープなし　　　エンベロープあり

・生きた細胞に寄生しなければ生存や増殖ができない**偏性細胞内寄生性**である.
・ウイルスは, 特定生物の特定細胞にのみ感染する (宿主特異性).
・**抗菌薬 (抗生物質) は奏効しない**.
・ウイルス核酸は, DNA か RNA のどちらか一方のみである.
・RNA は不安定であるため, RNA ウイルスは変異しやすい傾向がある.
・エンベロープは, カプシド外周の膜構造体である. ウイルスの種類に

よっては，ヒト細胞から出芽・放出する際，ヒト細胞膜の成分をウイルス粒子の表面にまといつける．

・エンベロープはアルコール感受性であるため，消毒用エタノールで殺滅できる（B型肝炎ウイルスを除く）．

・スパイクは，エンベロープ上の糖タンパク質であり，ヒト細胞への付着に関与する．ワクチン抗原として利用されることもある．

・ビリオンは，感染性を有するウイルス粒子の完全形態をさす．

Ⅱ．ウイルスの増殖と疾患の発症

A ウイルスの増殖

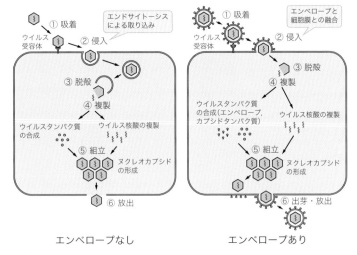

エンベロープなし　　　　　　　　　エンベロープあり

1）吸着

ウイルス表面のスパイクなどを用いてヒト細胞受容体に吸着する（宿主特異性＝トロピズム tropism）．

2) 侵入

ウイルスは，主に細胞のエンドサイトーシスの働きで内部へ侵入する．

3) 脱殻

ウイルスのカプシドと核酸が分離する．

4) 複製

細胞の各種器官を利用し，ウイルスのカプシドと核酸が複製される．

5) 組立

複製されたウイルスのカプシドと核酸は，ウイルス粒子の形態へと組立てられ，ヌクレオカプシドが形成される．

6) 放出

完成した多数のウイルス粒子は，感染細胞の外へ放出される．

総論 ウイルス

B 疾患の発症

1つの感染ウイルス粒子は，数万のウイルス粒子に増幅し，放出される．その結果，周囲の細胞も数多く傷害を受け，疾患が発症する．

C ウイルス感染の予防と拡大阻止

・インフルエンザウイルス，B型肝炎ウイルス，新型コロナウイルス（SARS-CoV-2）のワクチンは，それぞれスパイクを抗原としている．吸着（→ p.30参照）を阻害することで，ウイルス感染を予防する．

・ヘルペスウイウイルス，インフルエンザウイルス，C型肝炎ウイルス，新型コロナウイルス（SARS-CoV-2）の治療薬は，複製から放出の過程を阻害し，感染拡大と重症化を防ぐ．

CHECK! 暗黒期（エクリプス）

ウイルス増殖の脱殻から組立までの期間は，ウイルスは粒子としての形態を保っていない．そのため，この期間中はウイルスは見かけ上観察されず，暗黒期（エクリプス）とよばれる．

CHECK! エンベロープ

ウイルスのエンベロープは脂質二重層を主成分としている．そのため，消毒用エタノールで破壊することができる．例外はB型肝炎ウイルスで，消毒用エタノールに抵抗する（→ p.48 参照）．ノロウイルスはエンベロープがないため消毒用エタノールが効かず，次亜塩素酸ナトリウムで消毒する（→ p.43 参照）．
なお，新型コロナウイルス（SARS-CoV-2）はエンベロープを有するため，エタノール消毒が可能である（→ p.44 参照）．

CHECK! トロピズムとパンデミック

ウイルスは最外層のスパイクを用い，特異結合する特定生物の特定細胞の受容体にのみ吸着し，感染できる．このことを宿主特異性（トロピズム）とよぶ．しかし，突然変異でスパイクの構造が変化し，本来の宿主域を超えて別生物に感染することがある（RNA ウイルスに多い）．その場合，新たな宿主にとっては免疫がないため，大流行（パンデミック）につながりやすい．また，新たな宿主では病原性が高くなることもある．代表的な例が，新型コロナウイルス（SARS-CoV-2）である．

総論ウイルス

Chapter 8

DNA ウイルス

DNA ウイルス

Check Point

・歯科ならびに口腔に関連する DNA ウイルスを説明できる.

・それぞれの DNA ウイルスの病態を説明できる.

・それぞれの DNA ウイルスの予防と治療方法を説明できる.

I. ヘルペスウイルス よくでる

A 単純ヘルペスウイルス1型 (HSV-1)

・顎顔面領域の三叉神経節に潜伏感染する.

・ストレスなどで回帰発症(再発)し,ヘルペス性歯肉口内炎を生じる. 口内炎は,紅暈を伴った小水疱の**アフタ**を呈す. よくでる

・治療には,**アシクロビル**などの抗ウイルス薬を用いる. よくでる

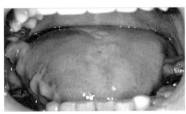

ヘルペス性歯肉口内炎
(新潟市 安島久雄先生提供)

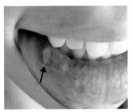

口唇に生じたアフタ

B 単純ヘルペスウイルス 2 型 (HSV-2)

・仙骨部の仙骨神経節に潜伏感染する.

・性行為で感染し, 性器ヘルペスを生じる.

・治療には, **アシクロビル**などの抗ウイルス薬を用いる.

C 水痘・帯状疱疹ウイルス (VZV) 🎯 よくでる

・**飛沫核感染**（空気感染ともいう）する.

・知覚神経節に潜伏感染するため, **非歯原性歯痛**を呈することがある.

・**初感染**では**水痘**, **再発**では**帯状疱疹**を生じる.

・**Ramsay Hunt 症候群**の原因ウイルスでもある.

・予防には**ワクチン**を接種し, 治療には, **アシクロビル**などを用いる.

D Epstein-Barr ウイルス (EBV)

・EB ウイルスともいう.

・B 細胞に潜伏感染する.

・**Burkitt リンパ腫**, **上咽頭がん**, 伝染性単核球症の原因ウイルスである.

E ヒトサイトメガロウイルス (HCMV)

・唾液腺などに潜伏感染する.

・主に日和見感染を引き起こす.

・**フクロウの眼**と称される巨大核内封入体をもつ巨細胞を形成する.

F ヒトヘルペスウイルス 6

・CD4 陽性 T 細胞に潜伏感染する.

・HIV 感染患者より分離された.

・HHV-6B が突発性発疹を引き起こす.

・HHV-6A の明らかな病原性は報告されていない.

G ヒトヘルペスウイルス 7

・CD4 陽性 T 細胞に潜伏感染する.
・健常患者より分離された.
・突発性発疹を引き起こす.

H Kaposi 肉腫関連ヘルペスウイルス（KSHV）

・B 細胞に潜伏感染する.
・**HIV 感染患者の Kaposi 肉腫より分離された.**

💡 CHECK!　ヒトヘルペスウイルス

学名	一般名	主な疾患	潜伏組織
HHV-1	単純ヘルペスウイルス 1 型, 単純疱疹ウイルス 1 型（HSV-1）	歯肉口唇ヘルペス	三叉神経節
HHV-2	単純ヘルペスウイルス 2 型, 単純疱疹ウイルス 2 型（HSV-2）	性器ヘルペス	仙骨神経節
HHV-3	水痘・帯状疱疹ウイルス（VZV）	水痘，帯状疱疹 非歯原性歯痛 Ramsay Hunt 症候群	知覚神経節
HHV-4	Epstein-Barr ウイルス （EB ウイルス）（EBV）	Burkitt リンパ腫 上咽頭がん	B 細胞
HHV-5	ヒトサイトメガロウイルス （HCMV）	日和見感染症	唾液腺
HHV-6B HHV-7	—	突発性発疹	CD4 陽性 T 細胞
HHV-8	Kaposi 肉腫関連ヘルペスウイルス（KSHV）	Kaposi 肉腫	B 細胞

HHV：Human herpesvirus

DNA ウイルス

CHECK! アシクロビル（抗ヘルペスウイルス薬）の作用機序

　アシクロビルは，感染した細胞内でヘルペスウイルスのリン酸化酵素（チミジンキナーゼ）によりリン酸化されると，さらにヒト細胞の２つのリン酸化酵素（キナーゼ）で二リン酸化される．それらの結果として三リン酸化され，DNA を構成するデオキシグアノシン三リン酸と構造がよく似た化合物になる．ヘルペスウイルスが核酸の複製を行う際に，デオキシグアノシン三リン酸ではなく，三リン酸化されたアシクロビルを誤って取り込むと，ウイルス DNA の複製が途中停止し死滅する．そのため，正常細胞に影響することなく，感染細胞内だけでウイルス増殖を抑制できる．

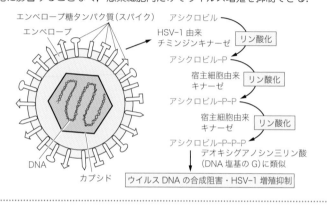

II．アデノウイルス（adenovirus）

・夏季にプールの水や飛沫で感染する．

・**咽頭結膜熱（プール熱）**の原因ウイルスである．

・咽頭部の発赤腫脹と疼痛を引き起こし，眼瞼の浮腫と結膜炎，発熱を伴う．

・エンベロープがないため，アルコール消毒は無効である．

・脱水に注意する．

・治療薬はない．

・40 型や 41 型は腹痛（肝炎を含む）や下痢の原因になることがある．

Ⅲ. ヒトパピローマウイルス（HPV）

- **子宮頸がん**の原因ウイルスである.
- 子宮頸がんは性感染症（STI）である.
- 予防の HPV ワクチンが承認されたが,重篤な副反応が報告されたため,接種は積極的には勧められていなかったが（2021 年度まで）,感染者の増加に伴い,積極的勧奨が再開された（2022 年 4 月より）.

CHECK! 咽頭炎の原因微生物

> 抗菌薬が奏効するのは,
> ①A群レンサ球菌のみ!!

① **A 群レンサ球菌**：咽頭および扁桃が発赤・腫脹する.排膿を生じることもある.舌が発赤することもある.ASO 検査およびグラム染色で診断が可能.抗菌薬が奏効する.→ p.10 参照

②**アデノウイルス**：咽頭および眼瞼が発赤する.治療薬はない.

③**インフルエンザウイルス**：咽頭および筋肉・関節の強い痛みを伴う.ウイルス抗原を検出する診断キットで検査する.オセルタミビルやソフルーザなどの各種治療薬を用いる.→ p.38 参照

④**コクサッキーウイルス**：咽頭に小水疱を形成するヘルパンギーナを発症させる.手と足にも小水疱を形成した場合は,手足口病という.治療薬はない.→ p.42 参照

⑤**エンテロウイルス**：手足と咽頭に小水疱を形成する手足口病を発症させる.治療薬はない.→ p.42 参照

DNAウイルス

 コラム：天然痘とサル痘

　2022 年,サル痘ウイルスが欧米で大きな流行をみせている.元々の流行地はアフリカで,現地のネズミなどが保有しているウイルスであった.それがペットの輸入やグローバル化に伴うヒトの移動により,欧米へもたらされたと推察されている.痘瘡（天然痘）は,予防接種により撲滅された唯一のヒトの急性伝染病である（痘瘡根絶宣言,WHO, 1980 年）.その撲滅に寄与した痘瘡の生ワクチン（ワクチニアウイルス）が,サル痘にも有効であると報告されている.

Chapter 9

RNA ウイルス

Check Point
・歯科ならびに口腔に関連する RNA ウイルスを説明できる.
・それぞれの RNA ウイルスの病態を説明できる.
・それぞれの RNA ウイルスの予防と治療方法を説明できる.

Ⅰ. オルトミクソウイルス科

A インフルエンザウイルス (influenza virus)

インフルエンザウイルスのエンベロープ上には, ヘマグルチニン (HA: 赤血球凝集素) とノイラミニダーゼ (NA) のスパイクが存在する.

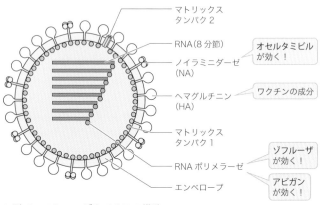

A 型インフルエンザウイルスの構造

- ウイルス中央には，8 分節の RNA が内包されている．
- 発熱，咽頭痛，関節痛，咳などのインフルエンザを引き起こす．
- 痙攣，意識障害，異常行動を伴うインフルエンザ脳炎・脳症を発症する場合がある（転落事故に注意する）．
- 学校保健安全法で出席停止が規定されている．
- 4 種類の HA を混合した 4 価成分ワクチンが，高齢者などで定期接種，それ以外の希望者には任意接種される．
- 重症予防には，オセルタミビル（商品名タミフル）などの NA 阻害剤を用いる．10 代への投与は，異常行動が懸念され原則禁止であったが，因果関係がないと判断され，2018 年 8 月から使用が再開された．
- 治療薬として RNA ポリメラーゼ阻害薬のバロキサビルマルボキシル（商品名ゾフルーザ）が，2018 年より承認・販売されている．

1）ヘマグルチニン（HA）

- 赤血球凝集素
- ヒト細胞への吸着段階に関与する．
- コンポーネントワクチンの主成分ともなる． よくでる

2）ノイラミニダーゼ（NA）

- ヒト細胞からの出芽・放出段階に関与する． よくでる
- オセルタミビル（商品名タミフル）の標的となる．

CHECK! インフルエンザ脳症と解熱鎮痛剤

インフルエンザ脳症を増悪させるおそれが報告されていることから，
①解熱鎮痛剤のジクロフェナクナトリウム（商品名ボルタレン）は全年齢で禁忌である．
②解熱鎮痛剤のロキソプロフェン（商品名ロキソニンおよびロキソニン S）は小児で禁忌である．

Ａ ムンプスウイルス (mumps virus)

・唾液を介して感染し，ムンプス（**流行性耳下腺炎；おたふく風邪**）を引き起こす．

・ムンプス罹患は，重度の難聴の原因となることが報告されている．

・予防には，弱毒生ワクチンを接種する．

Ｂ 麻疹ウイルス (measles virus) よくでる

・麻疹（はしか）の原因ウイルス

・感染力がきわめて強く，**飛沫核感染**（空気感染ともいう）する．

・**頬粘膜**に，紅暈（アフタ）を伴う白色小水斑点（直径約1mm）の**コプリック（Koplik）斑**が生じる．

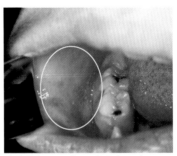

麻疹患者のコプリック斑(CDC)

・予防には，2種混合の **MR（麻疹・風疹）弱毒生ワクチン**を2回接種する．

・ワクチン接種の世界的流布により，2000年以降は約80％もの死亡数を減らしている．

・しかし，現在も世界で年間約10万人が死亡している．

Ⅲ．トガウイルス科

A 風疹ウイルス（rubella virus）

・風疹（三日はしか）の原因ウイルスである.

・近年では，2012〜13年と2018〜19年に大きな流行があった.

・妊娠初期に感染すると，50％以上の確率で死産か**先天性風疹症候群（CRS）**を発症する.

・**先天性風疹症候群の3徴候**は，①心奇形，②白内障，③難聴であり，複数症状が合併することもある. よくでる

2012〜13年に出生した先天性風疹症候群患者の症状
（2022年7月時点）

先天性風疹症候群患者総数		45人
死亡		11人
3徴候（①心奇形，②白内障，③難聴）のうち	3徴候	1人
	2徴候	1人
	1徴候	16人
その他		20人

妊娠前に予防接種を2回受けた場合，CRS発症は0人であった.

・予防には，**2種混合のMR（麻疹・風疹）弱毒生ワクチン**を2回接種する. よくでる

・40〜50歳代の男性はワクチン接種率が低いため，無料のクーポン券が配布され，積極接種が求められている（2019年と2022年）.

Ⅳ．ピコルナウイルス科

A ポリオウイルス（poliovirus）

・四肢の麻痺などを生じる，急性灰白髄炎（ポリオ；小児麻痺）の原因ウイルス

R N A ウイルス

- **DPT-IPV ワクチン**（→ p.15 参照）で予防する．現行ワクチンは，副反応の懸念が少ない**不活化ワクチン**である．_{よくでる}

B コクサッキーウイルス（coxsackie virus）

- コクサッキーウイルス A 型は，夏季，乳幼児の**軟口蓋**に**小水疱**を形成する**ヘルパンギーナ**を生じる．
- ヘルパンギーナは，紅暈（アフタ）を伴う小水疱と高熱，咽頭痛を特徴とする．_{よくでる}
- 激しい咽頭痛を伴うため，嚥下困難となることが多く，脱水に注意する．
- A16 型は，手掌と足底にも水疱を形成する**手足口病**を発症させる．_{よくでる}

C エンテロウイルス（enterovirus）

- エンテロウイルス 71 は，**手足口病**を発症させる．_{よくでる}
- 手足口病では，食器が持てないほどの痛みを手掌に覚えることがある．

V．フラビウイルス科

A デングウイルス（dengue virus）

- ネッタイシマカに媒介され，デング熱を発症させる．
- ワクチンはない．
- グローバル化に伴い，国内でも感染が散発している．

B 日本脳炎ウイルス（Japanese encephalitis virus）

- コガタアカイエカに媒介され，日本脳炎を発症させる．
- **不活化ワクチン**が新たに承認されている．

Ⅵ. カリシウイルス科

A ノロウイルス (norovirus)

・冬季に**胃腸炎**を引き起こす. 原因食品は多岐にわたるが,**二枚貝**が多い.

・**感染力が強く,除去が困難**であることから,大規模食中毒や**院内感染**につながりやすい.

・**次亜塩素酸ナトリウム溶液**で除去する. 通常のアルコールでは除去できないが,**酸性アルコール**では除去できる. 🎯よくでる

Ⅶ. レオウイルス科

A ロタウイルス (rotavirus)

・主として乳幼児に便を介して感染し,下痢を引き起こす.

・**白色便**が特徴である.

・経口の弱毒生ワクチンが承認されている.

・2020 年 10 月から,ロタウイルスワクチンが定期接種となっている.

Ⅷ. その他の新興・再興ウイルス

A SARS コロナウイルス (SARS-CoV)

・2002 年に世界的な流行を生じた.

・中国を起点に,航空機を介してアジア・ヨーロッパ・アメリカ大陸へ広まった.

・インフルエンザ様の症状（発熱・頭痛・筋肉痛）から,激しい咳がみられる**重症急性呼吸器症候群**（**SARS**）となる.

・SARS の予後は悪く,約 10％が死亡した.

RNA
ウイルス

B MERS コロナウイルス (MERS-CoV)

- 2012 年に世界的な流行を生じ，2016 年と 2018 年に韓国で散発した．
- **中東**を起点に，ヨーロッパ・アジアへ波及した．
- 重症呼吸器症候群である**中東呼吸器症候群**（**MERS**）を引き起こした（死亡率約 35％）．

C 新型コロナウイルス (SARS-CoV-2)

- ヒトに感染する 7 種類目のコロナウイルス．
- 2019 年から世界的大流行（パンデミック）を引き起こしたウイルスである．
- RNA ウイルスであり，変異しやすく，複数回の大流行を発生させている．
- SARS-CoV-2 による感染症は，COVID-19 と称する．
- 飛沫と濃厚接触で感染する．エアロゾル感染も報告されている．
- 空気中で 3 時間，プラスチック上で 2〜3 日間は感染力を保持する．
- 重篤な呼吸器疾患を引き起こし，死に至ることもある（約 0.3％）．
- 消毒用エタノールや次亜塩素酸ナトリウムで清拭する．
- mRNA ワクチンなどが実用化された．
- 抗体カクテル療法薬やウイルス増殖抑制薬が開発された．

D ジカウイルス (zika virus)

- 2013 年以降，毎年のように世界各地で流行している（赤道付近の諸国）．
- デングウイルス（→ p.42 参照）の同属ウイルスで，ヤブカにより媒介される．
- 妊娠中に感染すると，新生児が小頭症や死産となることが報告されている．

 コラム：歯科臨床の前に

　麻疹・風疹，流行性耳下腺炎（ムンプス）は，歯科治療時に患者から感染することがある．そのため，歯科医療従事者はワクチン接種歴の確認が重要である（母子健康手帳の確認→ p.19 参照）．

RNA ウイルス

レトロウイルス

Check Point

・HIV の特徴と感染経路,感染防御を説明できる.

・AIDS の病態を説明できる.

A ヒト免疫不全ウイルス(HIV)

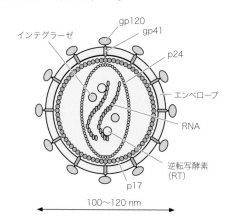

・AIDS(後天性免疫不全症候群)の原因ウイルス

・CD4 陽性 T 細胞(ヘルパー T 細胞→ p.61 参照)やマクロファージに
感染する. よくでる

・体液,血液を介して感染する. 感染経路は以下の 4 つ.

　①性行為

　②注射針(針刺し事故や注射器の使い回し,入れ墨,麻薬静脈注射の

　　回し打ち）

　③母子感染

　④輸血

・唾液や皮膚接触からは感染しない．

・免疫力が低下するため，口腔カンジダ症（→ p.51 参照）および**壊死性潰瘍性歯肉炎**（→ p.78 参照）が発症しやすい．

・感染の有無は，血中の抗 HIV 抗体価および HIV 核酸を測定する． よくでる

・血液検査で抗 HIV 抗体価が陽性となるまでの期間は，**ウィンドウ期**とよぶ（約 4 週間）．

・2018 年から，国内の HIV 感染者数は減少に転じている．

・ワクチンは実用化されていない．

・3 剤以上の抗 HIV 薬を組み合わせた対症療法が行われている．

B ヒト T 細胞白血病ウイルス（HTLV）

・日本では九州地方に多く流行し，血液を介して感染する．

・ワクチンは実用化されていない．

CHECK!　抗 HIV 薬の種類

①侵入阻害薬（CCR5 阻害剤）　②核酸系逆転写酵素阻害剤（NRTI）
③非核酸系逆転写酵素阻害剤（NNRTI）　④インテグラーゼ阻害剤
⑤プロテアーゼ阻害剤（PI）

 コラム：歯科診療室での HIV 感染予防

　HIV 患者の血液が付着したスケーラーなどは，グルタルアルデヒド（グルタラール）を用いた消毒が有効である．→ p.82 参照

　また，HIV 患者の印象体には次亜塩素酸ナトリウムによる消毒が有効である．→ p.83 参照

肝炎ウイルス よくでる

Check Point

・肝炎の特徴と感染経路，感染防御を説明できる．
・肝炎ウイルス感染症の予防と治療方法を説明できる．

A B 型肝炎ウイルス（HBV）：DNA ウイルス

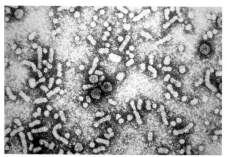

B 型肝炎ウイルスの電子顕微鏡写真（CDC）

・体液，血液を介して感染する．感染経路は以下の 4 つ．
  ①性行為
  ②注射針（針刺し事故や注射器の使い回し，入れ墨，ピアス，麻薬静
    脈注射の回し打ち）
  ③母子感染
  ④輸血
・**HBs 抗原**：感染の指標となる．血中で陽性の場合，現在 HBV 感染で
  あることを示す．ワクチン成分として遺伝子組換え体が用いられる．

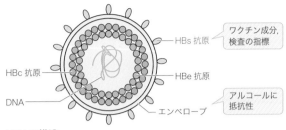

HBV の構造

・**HBe 抗原**：ウイルス量が多い場合，血中で陽性となる．活動性肝炎であることを示す．

・治療には，インターフェロンとウイルス酵素阻害剤を併用する．

・消毒用エタノールでは，十分な除去が期待できない．

B C 型肝炎ウイルス（HCV）：RNA ウイルス

・体液，血液を介して感染する．感染経路は以下の4つ．

　①性行為

　②注射針（針刺し事故や注射器の使い回し，入れ墨，ピアス，麻薬静脈注射の回し打ち）

　③母子感染

　④輸血

・治療には，インターフェロンとウイルス酵素（RNA 依存性 RNA ポリメラーゼ）阻害剤を併用してきた．

・ワクチンはないが，完治可能な有効治療法（商品名ハーボニー配合剤）が確立された．

・消毒用エタノールで除去が可能である．

C D 型肝炎ウイルス（HDV）：RNA ウイルス

・HBV と共存する形でのみ増殖する．

・劇症肝炎へ移行しやすいが，HBV を予防すれば HDV 感染も防ぐことができる（HBV ワクチン）．

真菌と原虫

Check Point
・口腔カンジダ症の特徴と好発年齢を説明できる.
・口腔カンジダ症の予防と治療方法を説明できる.

I. 真菌

A 真菌の基本構造

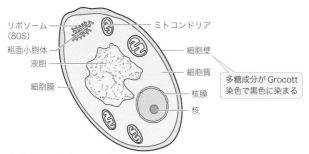

真菌(カンジダ・アルビカンス)の構造

リボソーム(80S) — ミトコンドリア
粗面小胞体 — 細胞壁
液胞 — 細胞質
細胞膜 — 核膜
核

多糖成分が Grocott 染色で黒色に染まる

真菌・原虫

1) 細胞壁

キチン, β-グルカン, マンナンから構成される.

2) 液胞

各種の溶液を貯留する場であり, 薬剤耐性に関与する.

3) ミトコンドリア

エネルギー合成を担う.

4) 細胞膜

リン脂質とグリセリドに加え，エルゴステロールから構成される．エルゴステロールは真菌に特異的な成分である.

5) リボソーム

・ヒトなどと同じ 80 S リボソームを有する.

・粗面小胞体に結合している.

B カンジダ・アルビカンス (*Candida albicans*)

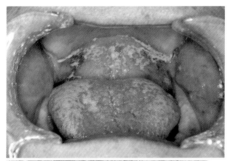

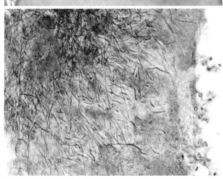

口腔カンジダ症の口腔内写真と病理組織像

（第 108 回歯科医師国家試験）

・口腔カンジダ症の主要な原因真菌である.

・**易感染性患者**や義歯を装着した**高齢者**の口腔粘膜部に,**白苔状**の斑点を生じる.**口角びらん**や嚥下困難を伴うことが多い.よくでる

・治療には,**アゾール系**や**ポリエン系**の抗真菌薬を使用する.よくでる

・シクロスポリンやプレドニゾンの長期服用は,口腔カンジダ症の誘因となることがある.

C 口腔カンジダ症

・*C. albicans*(Grocott 染色で陽性を示す)を主要因とする口腔カンジダ症としては,皮膚性と粘膜性に大別される.

・治療には,**ポリエン系(アムホテリシン B)**や**アゾール系(ミコナゾールなど)**の抗真菌薬を使用する.

・シクロスポリンやプレドニゾンの長期服用は,口腔カンジダ症の誘因となることがある.

・口腔の皮膚性カンジダ症にはカンジダ性口角炎が,口腔の粘膜性カンジダである口腔咽頭カンジダ症には,偽膜性カンジダ症と萎縮性(紅斑性)カンジダ症がある.

1)カンジダ性口角炎

口角びらんを特徴とする.

2)偽膜性カンジダ症 — 高頻度

・口蓋や歯肉,舌に白苔が観察される.

・易感染性患者(→ p.13 参照)に発症しやすい.

3)萎縮性(紅斑性)カンジダ症

・義歯を装着した高齢者に発症しやすく**義歯性カンジダ症**を呈する.

・舌の疼痛や発赤,嚥下障害,摂食障害を呈する.

・*C. albicans* のほか,*C. glabrata* が病変から分離されることもある.

・病理組織像(→ p.50 参照)では,菌糸型に酵母型の真菌が認められるほか,炎症性細胞の浸潤も観察される.

真菌・原虫

Ⅱ. 原虫

A 原虫の分類

ヒトに病原性を有する原虫は，形態と運動能から4つに分類される．

1) 根足虫類

歯肉アメーバ，赤痢アメーバなど．

2) 鞭毛虫類

トリパノソーマ，口腔トリコモナスなど．

3) 胞子虫類 催奇形性がある

トキソプラズマなど．

4) 繊毛虫類

大腸バランチジウムなど．

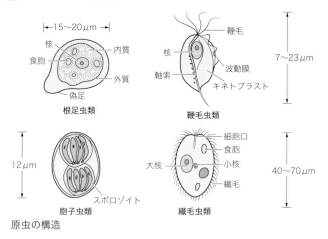

原虫の構造

B 歯肉アメーバ

口腔衛生状態や歯周疾患の病態が悪化すると検出率が高まる．

C 口腔トリコモナス

歯周疾患の病態が悪化すると検出率が高まる．

真菌・原虫

自然免疫

> **Check Point**
> ・免疫系の構成細胞および構成分子を説明できる.
> ・自然免疫の概要を説明できる.

Ⅰ. 宿主（ヒト）の免疫機構

1）自然免疫

　生まれつき備わった，抗原非特異的，かつ迅速な防御機構である.

2）獲得免疫

　感染後に獲得する，抗原特異的，かつ強力な防御機構である. 初めて感染した病原体に応答するには，自然免疫よりも時間を要する.

（1）体液性免疫

・獲得免疫の1つ.

・体液や血液中で抗体依存的に働く.

・主に，細菌を認識し排除する.

（2）細胞性免疫

・獲得免疫の1つ.

・細胞内寄生体に対してキラー T 細胞依存的に働く.

・主に，ウイルスと細胞内寄生性細菌を認識し排除する.

Ⅱ. 自然免疫の仕組み

A 自然免疫を構成する細胞と液性分子

1）自然免疫の細胞

（1）好中球

・食細胞の1つである.

・感染の初期に動員されるが，寿命が短い.

・NETs による微生物捕獲も担う（→ p.56 参照）.

・内在性のエラスターゼにより貪食した微生物を分解する.

（2）マクロファージ

・食細胞の1つである.

・捕食能力が高く，抗原提示能も有する. ⚜よくでる

（3）NK 細胞

・微生物感染細胞の表層に発現した分子を認識し，感染細胞ごと殺傷する.

・ウイルスに感染した細胞を直接傷害し排除する.

2）自然免疫の液性分子

（1）補体

血清タンパク質. C1〜C9 まで存在し，食細胞の遊走や活性化を担う.

① C3b

オプソニン. 細菌表面に結合し，食細胞のオプソニン化を誘導する. ⚜よくでる

② C5a

・走化性因子. 食細胞を炎症・感染部位へ遊走させる. ⚜よくでる

③ C5b9

膜侵襲性複合体. C5b〜C9 が複合体をつくり，細菌細胞膜に孔を形成する. ⚜よくでる

（2）リゾチーム

粘膜に分布する酵素で細菌の細胞壁を消化する.

（3）ディフェンシン

・LL-37，β-ディフェンシンなど. 抗菌活性を有する.

自然免疫

・唾液，粘膜に分布する酵素で細菌の細胞壁に小孔を形成する．

（4）インターフェロン

　マクロファージなどが産生し，ウイルスの複製を阻害する．そのため
ウイルス感染症の治療薬としても使われる（→ p.48 参照）.

（5）ヒスタチン

　唾液に含まれるヒスチジンを多く含むタンパク質で，抗 *C. albicans*
（→ p.50 参照）や抗 *S. mutans*（→ p.70 参照）作用などが報告されている．
また，唾液にはシスタチンやラクトフェリンなども含む．

（6）シスタチン

　P. gingivalis のジンジパイン（→ p.75 参照）などのシステインプロテ
アーゼを阻害する．

（7）ムチン

　唾液中の口腔細菌を凝集させ，嚥下による排除へつなげる．

B 自然免疫と Toll 様受容体（TLR）

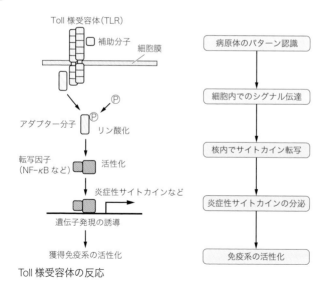

Toll 様受容体の反応

自然免疫

56

- Toll 様受容体（TLR）はヒトの細胞に発現し，微生物に特有の構造パターンを認識する.
- ヒトの TLR は 10 種類が報告されている.
- **TLR4** は，グラム陰性菌の **LPS** を認識する. よくでる
- 微生物を認識すると，免疫シグナルを担うサイトカインの産生が増強され，免疫系が賦活化されるほか，炎症反応が亢進する.

 CHECK!　オプソニン

- 食細胞（マクロファージや好中球）の貪食能を亢進させる分子をさす.
- 補体 C3b と抗体 IgG である.

コラム：NETs

　好中球は食細胞として働くだけでなく，離れた位置の病原微生物を捕獲する能力も有している. 左写真のように，細菌などの抗原分子を認識すると，好中球の染色体を細菌などに向けて細胞外へ放出する. 次いで，右写真のように，細胞内のディフェンシンなどの抗菌因子を染色体に結合させ，網状の構造体（NETs）を形成する. そして，NETs は細菌などを捕獲し，ディフェンシンなどで直接殺菌するほか，別の好中球に貪食させて細菌などを排除する.

自然免疫

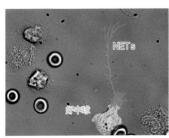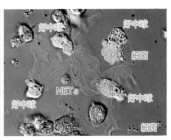

好中球中の NETs

Chapter 14

獲得免疫

> **Check Point**
> ・体液性免疫の構成細胞と構成分子，および作動機序を説明できる．
> ・細胞性免疫の構成細胞と構成分子，および作動機序を説明できる．

Ⅰ．自然免疫から獲得免疫へ

・宿主細胞の主要組織適合遺伝子複合体（MHC）が抗原を T 細胞へ提示
　することで獲得免疫が誘導される．

・ヒトの免疫などに関与する MHC は，クラス Ⅰ とクラス Ⅱ がある．

①細菌由来抗原 ➡ MHC クラス Ⅱ ➡ CD4 陽性 T 細胞（ヘルパー T 細胞）
　➡ 体液性免疫（→ p.58 参照）

②ウイルス由来抗原 ➡ MHC クラス Ⅰ ➡ CD8 陽性 T 細胞（キラー T 細胞）
　➡ 細胞性免疫（→ p.61 参照）

CHECK!　MHC による抗原提示

MHC 分子	主な提示抗原	発現する細胞	主に誘導する免疫系
クラス Ⅰ	ウイルス由来	すべての細胞	細胞性免疫
クラス Ⅱ	細菌由来	マクロファージ 樹状細胞 B 細胞 単球 血管内皮細胞	体液性免疫

Ⅱ. 体液性免疫の仕組み

A 体液性免疫を構成する細胞

1）B 細胞

・骨髄（bone marrow）で産生されるリンパ球系細胞である.

・形質細胞（plasma cell）へ分化し，抗体（免疫グロブリン；Ig）を産生する.🌸よくでる

2）好中球

・抗体の Fc と結合する食細胞である.

・感染初期に動員されるが，寿命は短い.

3）マクロファージ

・抗体の Fc と結合する食細胞である.

・抗原提示能を有する.

・大量の微生物を貪食できる.

B 体液性免疫を構成する液性分子

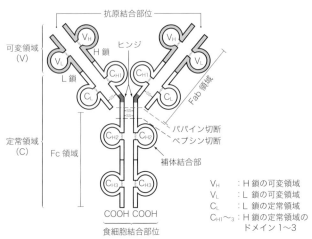

V_H　：H 鎖の可変領域
V_L　：L 鎖の可変領域
C_L　：L 鎖の定常領域
$C_{H1\sim3}$：H 鎖の定常領域のドメイン 1〜3

抗体（IgG）の模式図

1）抗体

・**免疫グロブリン**または **Ig** ともいう.
・ヒトには，IgG，IgM，IgA，IgE，IgD の5種類（＝5つのクラス）が存在する.

2）抗原結合部位

・抗原を特異的に認識する部位である.
・Fab 領域に存在する.

3）マクロファージ結合部位（食細胞結合部位）

・食細胞と結合し，活性化させる部位である.
・Fc 領域に存在する.

C 抗体の種類（クラス）と性状 よくでる

1）IgG

・血清中に最も多く存在し，二次免疫応答で多量に産生される.
・ウイルスや毒素の中和作用を有する.
・胎盤を通過し，新生児期の感染防御を担う.
・**オプソニン活性**を有する.

2）IgM

・五量体
・感染の最初期に産生される.
・高い中和作用を有する.
・血中で AIM（apoptosis inhibitor of macrophage）と結合し，AIM のキャリアーとしても働く.

3）IgA

・二量体
・分泌型（sIgA）は**唾液**，鼻汁，肺，腸管に多く存在する.
・sIgA は，**粘膜免疫**の中心を担う.
・IgA1 と IgA2 のサブクラスが存在する.

4）IgE

・**I型（アナフィラキシー型）アレルギーに関与**する（→ p.63 参照）.

・肥満細胞に結合し，ヒスタミンなどを遊離させる.

5）IgD

B 細胞の成熟に関与すると考えられている.

D 二次免疫応答 よくでる

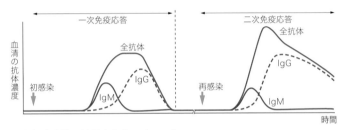

二次免疫応答と抗体産生（IgG と IgM）

・二次免疫応答では，感染から短い時間で IgM が誘導される.

・二次免疫応答では，誘導される IgG および抗体総量がきわめて多くなる.

コラム：IgA のサブクラスと IgA プロテアーゼ

　ヒト IgA に IgA1 と IgA2 のサブクラスが存在するのは，IgA1 のヒンジを切断する IgA プロテアーゼ（IgA1 プロテアーゼ）を口腔レンサ球菌などが産生するからである．一方の IgA2 は，IgA プロテアーゼが認識するヒンジ部のアミノ酸配列が欠落しており，IgA プロテアーゼによる切断を免れる.

獲得免疫

Ⅲ. 細胞性免疫の仕組み

A 細胞性免疫を構成する細胞

1) T細胞

胸腺（thymus）で産生されるリンパ球系細胞である.

（1）ヘルパーT細胞

・CD4 を表面に発現することから，**CD4陽性T細胞**ともいう.

・産生するサイトカインにより，Th1，Th2，Th17 などに分類される.

・サイトカインを介して，免疫系全体を調節する.

（2）キラーT細胞（CTL）

・CD8 を表面に発現することから，**CD8陽性T細胞**ともよばれる.

・感染細胞を殺傷するため，**細胞傷害性T細胞**ともよばれる.

B サイトカイン

主にヘルパーT細胞が産生し，免疫系を調節するシグナル分子

1) Th1系サイトカイン

IL-2，（IL-12，）IFN-γ，TNF-α

2) Th2系サイトカイン

IL-4，IL-5，IL-6，IL-10，IL-13

3) 炎症性サイトカイン IL-8はケモカイン（食細胞を遊走させる走化性因子）ともいう

IL-1β，IL-6，IL-8，IFN-γ，TNF-α

4) 抗炎症性サイトカイン

IL-10

獲得免疫

C 細胞性免疫における感染細胞の認識と排除

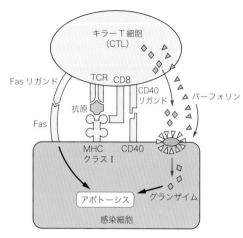

1) パーフォリン

キラー T 細胞が分泌し，感染細胞に円形で重合し，孔を形成する．

2) グランザイム

・キラー T 細胞（CD8 陽性 T 細胞）が産生する酵素

・感染細胞の孔内へ浸透し，感染細胞にアポトーシスを誘導する．

3) Fas

・感染細胞に発現するマーカー分子

・シグナルを受けてアポトーシスを誘導する．

4) Fas リガンド

キラー T 細胞に発現する分子で，感染細胞を認識する．

5) TCR

・T 細胞レセプター

・感染した病原体の抗原を特異的に認識する．

6) MHC クラス I

主にウイルス感染の際，抗原をキラー T 細胞へ提示する（→ p.57 参照）．

7) CD40 と CD40 リガンド

補助分子群

獲得免疫

Chapter 15

アレルギー（過敏症）よくでる

Check Point
・アレルギーを分類しそれらの機序を説明できる．
・アレルギーの種類およびそれらの病態を説明できる．

Ⅰ．アレルギーの種類と疾患

A Ⅰ型（アナフィラキシー型）アレルギー

・抗原（アレルゲン）に結合した **IgE** が肥満細胞（mast cell）の脱顆粒を誘導し，発症する．
・薬物アレルギー（麻酔薬，抗菌薬，ワクチンアジュバント，ラテックス），花粉症，アトピー，気管支喘息など
・血管拡張や血管透過性の亢進により，ショックなど重篤な症状を呈することもある．
・歯科診療では，予防のために問診を確実に行う．

B Ⅱ型（細胞傷害型）アレルギー

・IgG が細胞に結合し，発症する．
・輸血反応，溶血性貧血など

C Ⅲ型（免疫複合体型）アレルギー

・抗原－抗体複合体が組織に沈着し，発症する．
・全身性エリテマトーデス，血清病，糸球体腎炎，関節リウマチなど

アレルギー

D Ⅳ型（遅延型，細胞性免疫型）アレルギー

・唯一抗体の関与がないアレルギー

・T細胞やマクロファージが宿主細胞を攻撃し，発症する．

・**ツベルクリン反応**（→ p.17 参照），**金属アレルギー**，接触性皮膚炎，
移植の拒否反応など

Ⅱ．歯科診療と関連するⅠ型アレルギー

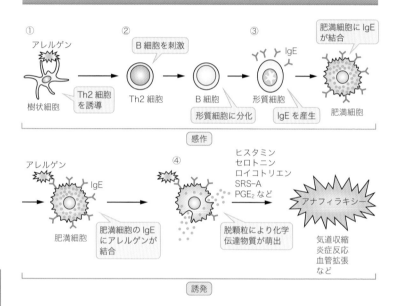

Ⅰ型（アナフィラキシー型）アレルギーの発生機序

①アレルギーを誘発する抗原（アレルゲン）を樹状細胞が異物と認識す
ると，Th2細胞が誘導される．

②Th2細胞は，Th2系サイトカインを産生し，B細胞を形質細胞へと分
化させる．

③形質細胞は IgE を産生し，肥満細胞の IgE 受容体に結合させる．

④肥満細胞上の IgE にアレルゲンが結合すると，ヒスタミンなどの化学
伝達物質が脱顆粒し，Ⅰ型アレルギー反応が生じる．

1）IgE

通常無害なアレルゲンを認識し結合する抗体である．

2）肥満細胞（マスト細胞）

IgE レセプターを有し，IgE に結合する．

3）ヒスタミン，セロトニン

・IgE の結合を受けた肥満細胞からの脱顆粒で放出する．

・アナフィラキシー型アレルギー反応を引き起こす．

 コラム：アナフィラキシー型アレルギーの予防

抗菌薬や局所麻酔薬，そして一部のワクチンやそのアジュバントによるⅠ型（ア
ナフィラキシー型）アレルギーを発症し，重篤な病態を呈する事例が散発している．
問診や"お薬手帳"で，必ずアレルギーの既往歴を確認しよう．
アナフィラキシーと診断されたら，アドレナリン 0.3 mg（小児は 0.01 mg/ 体
重 kg）を筋注（静注）する．

アレルギー

Chapter 16

口腔内の細菌の分布

Check Point

・唾液中のフローラの構成を説明できる.

・デンタルプラークの成熟過程を説明できる.

Ⅰ. 唾液中のフローラ（微生物叢）

A 唾液中の常在フローラ

1）レンサ球菌（*Streptococcus*）属

・通性嫌気性グラム陽性球菌

・唾液中に最も多い.

・*S. salivarius* や *S. sanguinis* が優勢

2）*Actinomyces* 属

通性嫌気性グラム陽性桿菌

3）*Nocardia* 属

通性嫌気性グラム陽性桿菌

4）*Corynebacterium* 属

通性嫌気性グラム陽性桿菌

B 唾液中の病原細菌

・レンサ球菌（*Streptococcus*）属：齲蝕原性の *S. mutans* や *S. sobrinus* が増えてくる.

・さらに，時間が経過すると，通性嫌気性グラム陽性桿菌やスピロヘータ属が増加する.

口腔内細菌

Ⅱ．プラーク中の細菌

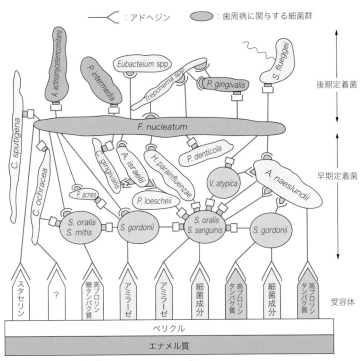

プラーク中の細菌凝集（Kolenbrander, 1993）

・プラーク成熟過程では，*Fusobacterium nucleatum* がさまざまな細菌の凝集に介在する．よくでる

・プラークが成熟すると，歯周病原性の高い**偏性嫌気性グラム陰性桿菌**が増加する．よくでる

口腔内細菌

Ⅲ. 口腔バイオフィルムの成熟

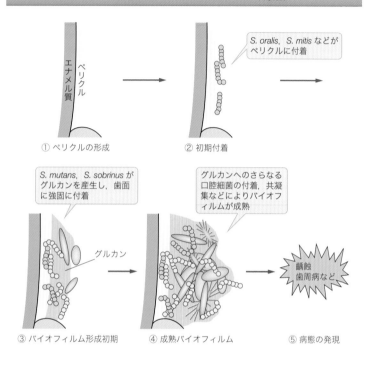

① ペリクルの形成

S. oralis, *S. mitis* などが
ペリクルに付着

② 初期付着

S. mutans, *S. sobrinus* が
グルカンを産生し，歯面
に強固に付着

グルカン

③ バイオフィルム形成初期

グルカンへのさらなる
口腔細菌の付着，共凝
集などによりバイオフィ
ルムが成熟

④ 成熟バイオフィルム

齲蝕
歯周病など

⑤ 病態の発現

1）ペリクル（獲得被膜）の形成

・歯面を刷掃しても，唾液と接触すると，ただちにペリクルで歯の表面
が覆われる．

　ペリクル中の唾液糖タンパク質など ：高プロリンタンパク質（PRP），
高プロリン糖タンパク質（PRGP），スタセリンなど

2）細菌の初期付着

唾液由来のペリクルに唾液中の *S. salivarius* などが付着する．

口腔内細菌

3) 細菌の強固な付着（バイオフィルム形成初期）

・初期付着菌に *S. mutans* や *S. sobrinus* が凝集する.

・*S. mutans* や *S. sobrinus* はスクロースを基質とし，グルコシルトランスフェラーゼ（GTF）の働きで不溶性グルカンを形成し，強固に歯面へ固着する（→ p.72 参照）.

4) バイオフィルムの成熟

・微生物叢の厚みが増すと，酸素分圧と pH，栄養素の偏りが生じる.

・歯周病原性の高い偏性嫌気性グラム陰性桿菌が増加する.

・運動性を有する細菌群（*Campylobacter* 属，*Treponema* 属）が増加する.

5) 病態の発現

・齲蝕や歯周病が発症し進行する.

・クオラムセンシング機構により，バイオフィルム内の細菌相互の情報伝達を行い，効率的な集合体維持を図る．情報伝達を担う低分子をオートインデューサー（AI）とよぶ.

CHECK! ペリクル

・獲得被膜ともいう.
・厚みは 0.3〜1 μm である.
・ヒトに有益な働きとしては，①エナメル質の（再）石灰化，②象牙細管の封鎖があげられ，歯の硬組織を保護している.
・一方で，細菌定着の足場となる有害な側面もある.

コラム：ミュータンスレンサ球菌とは

口腔内細菌

「ミュータンスレンサ球菌」という用語を使うことがある．元来，「ミュータンスレンサ球菌」は複数の菌種の総称で，"Mutans streptococci" と表記される．その中で，ヒトに齲蝕誘発性を示すのが，*Streptococcus mutans* と *Streptococcus sobrinus* であることから，同2菌種を代表格として「ミュータンスレンサ球菌」とよぶことが多い．またときとして，多くのヒト口腔内に分布することから，一般向けに "*Streptococcus mutans*" を，「ミュータンスレンサ球菌」と称することもある.

Chapter 17

齲蝕原性細菌

Check Point

・齲蝕の原因細菌種を説明できる.

・*S. mutans* によるスクロース依存性齲蝕発症機序を説明できる.

・病因論に基づく齲蝕予防を説明できる.

I. 齲蝕原性細菌の種類と病原因子

A *Streptococcus mutans*

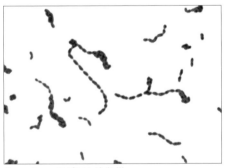

S. mutans のグラム染色像
(小松澤均先生提供, 口腔微生物学・免疫学第 5 版, 2021)

・齲蝕の主要な原因細菌で, ほとんどの日本人から検出される.

・主な 4 つの病原因子 🎯 よくでる

　①初期付着に関与する線毛様タンパク質 (PAc, Ag I / II ともいう)

②歯面への強固な付着に関与するグルカンを合成する酵素の**グルコシ**
　ルトランスフェラーゼ（GTF）群

③歯質を脱灰する酸（主に乳酸）産生能

④耐酸性

S. mutans による齲蝕の発生機序

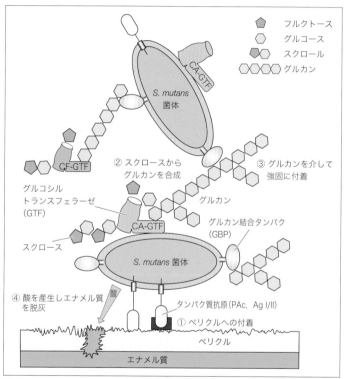

S. mutans による齲蝕の発症機序
（藤原　卓，口腔微生物学・免疫学第3版，2010）

① *S. mutans* は菌体表層の線毛様タンパク質（PAc・Ag I／Ⅱ）を介し，
　歯面エナメル質上のペリクルに初期付着する．

②*S. mutans* はスクロースを基質として，3種のグルコシルトランスフェラーゼ（GTF）の働きでグルカンを合成する．

③*S. mutans* の菌体表層には，グルカン結合タンパク（GBP）が発現しており，合成したグルカンと架橋する．そして，グルカンを介して歯面や *S. mutas* 菌体間で強固に結合する．

④歯面に強固に付着した *S. mutans* は，スクロースを基質として乳酸発酵により酸を産生し，エナメル質を脱灰する．

⑤*S. mutans* は耐酸性を有するため，自己が産生する酸で分解されることなく，①〜④を繰り返し，齲蝕を発生させる．

> **CHECK!** グルカン
>
> グルカンには水溶性グルカンと不溶性グルカンがある．

GTF

GTF には，菌体表面に結合する CA-GTF（cell associate GTF）と菌体から遊離する CF-GTF（cell free GTF）がある．

CA-GTF には，GTF-B と GTF-C が含まれ，主に**不溶性グルカン**を合成する．

CF-GTF は GTF-D であり，主に**水溶性グルカン**を合成する．

・フルクトシルトランスフェラーゼは，スクロースからフルクタンを合成する．

・フルクタンは菌体外に貯蔵され，飢餓時にエネルギーとして利用される．別名レバンともいう．

B *Streptococcus sobrinus*

・齲蝕の主要な原因細菌で，数%の日本人から検出される．

・*S. mutans* とはグルコシルトランスフェラーゼ（GTF）の種類と数は異なるが，p.71 と同様な機序で齲蝕を発生させる．

A 歯質の強化

・フッ化物の歯面塗布・洗口
・小窩裂溝部の予防充塡（フィッシャーシーラント）

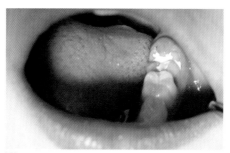

6 の咬合面に処置したフィッシャーシーラント

B 齲蝕原性細菌の制御

・ブラッシングによる歯面細菌数の減少
・茶由来のポリフェノール洗口（*S. mutans* 初期付着の抑制）
・キシリトールやフッ化物の利用（*S. mutans* の増殖抑制）

C スクロースの制御

・キシリトールなどの代用糖の利用
・スクロース摂取回数の制限

 CHECK!　フッ化物（9,000 ppm）歯面塗布の効果

①歯質の強化
② *S. mutans* の制御：増殖抑制，糖代謝阻害，酸産生抑制，耐酸性低下

齲蝕原性
細菌

Chapter 18

歯周病原性細菌

Check Point
・歯周病の原因細菌群を説明できる.
・歯周病原性細菌群のそれぞれの性状を説明できる.

Ⅰ. 主要な歯周病原性細菌と病原因子

A *Porphyromonas gingivalis* よくでる

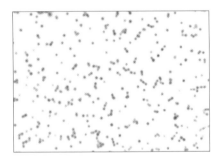

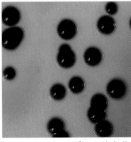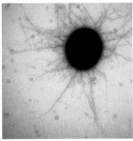

P. gingivalis のグラム染色像, 黒色色素を産生したコロニー写真, 電子顕微鏡像(中山浩次先生・内藤真理子先生提供, 口腔微生物学・免疫学第5版, 2021)

- 中高年の慢性歯周炎の主要な原因細菌である．
- 酸素存在下では生育できない，**偏性嫌気性グラム陰性桿菌**である．
- 血液寒天培地上では，**黒色色素**を産生する．
- 主な病原因子は，付着に関与する**線毛**（FimA，Mfa），歯肉組織を傷害する酵素の**ジンジパイン**（RgpA，RgpB，Kgp），外膜に局在し，骨吸収を誘発する**内毒素**（エンドトキシン，リポ多糖，LPS）である．
- AIDS，糖尿病などの易感染性患者（→ p.13 参照）では，免疫力の低下に伴い，歯周疾患が重症化しやすい（壊死性歯周疾患など）．

B *Prevotella intermedia* よくでる

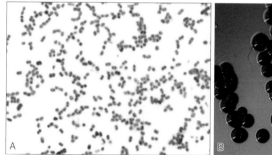
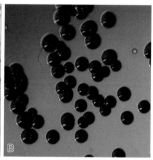

P. intermedia のグラム染色像，黒色色素を産生したコロニー写真
（A：小松澤均先生提供，B：中山浩次先生・内藤真理子先生提供，口腔微生物学・免疫学第5版，2021）

- **妊娠性歯肉炎**および**思春期性歯肉炎**では，高頻度に分離される．
- 女性ホルモンの**エストロゲン**で生育が促進される．
- 偏性嫌気性グラム陰性桿菌であり，血液寒天培地上で**黒色色素**を産生する．
- 主な病原因子は，外膜に局在する**内毒素**（リポ多糖，LPS）である．
- 壊死性潰瘍性歯肉炎（→ p.78 参照）の患者から分離されることが多い．

歯周病原性細菌

C Aggregatibacter actinomycetemcomitans よくでる

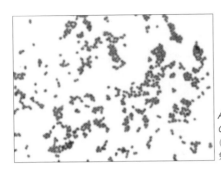

A. actinomycetemcomitans
のグラム染色像
(小松澤均先生提供, 口腔微生物学・
免疫学第5版, 2021)

- **侵襲性歯周炎**の病巣から高頻度に分離されることから，関与が示唆されている． 若年者の中切歯，第一大臼歯に限局することが多い

- **通性嫌気性グラム陰性桿菌**であり，**酸素存在下でも生育できる**．

- 血液寒天培地上で，**黒色色素を産生しない**．

- 主な病原因子は，白血球傷害毒素の**ロイコトキシン**，外膜に局在する
  内毒素（エンドトキシン，リポ多糖，LPS），**細胞致死膨化毒素**である．

Ⅱ．その他の重要な歯周病原性細菌

A Fusobacterium nucleatum よくでる

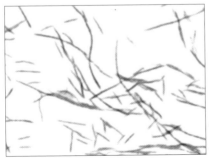

F. nucleatum のグラム染色像
(小松澤均先生提供, 口腔微生物学・
免疫学第5版, 2021)

・歯周炎の病巣から高頻度に分離され，他の細菌と凝集しやすい．

・**線維状に細長い紡錘形**の偏性嫌気性グラム陰性桿菌である（→ p.67 参照）．

・主な病原因子は，付着に関与する線毛，骨吸収を誘発する外膜に局在する**内毒素**（エンドトキシン，リポ多糖，LPS）である．

B *Tannerella forsythia (forsythensis)*

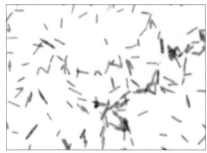

T. forsythia のグラム染色像
（小松澤均先生提供，口腔微生物学・
免疫学第 5 版，2021）

・歯周炎の病巣から高頻度に分離され，他の細菌と凝集しやすい．

・紡錘形の偏性嫌気性グラム陰性桿菌である．

・主な病原因子は，付着に関与する線毛，骨吸収を誘発する外膜に局在する**内毒素**（エンドトキシン，リポ多糖，LPS）である．

C *Treponema denticola*

・慢性歯周炎患者から高頻度に検出される．

・偏性嫌気性グラム陰性らせん菌であり，**運動性を有する**．

・黒色色素を産生せず，白色コロニーを形成する．

・主な病原因子は，タンパク質分解酵素の**デンティリジン**とデンティパイン，そして LPS である．

歯周病原性細菌

CHECK! 壊死性潰瘍性歯肉炎

・辺縁歯肉に灰白色の偽膜が形成される．歯肉乳頭部に形成されることが多いため，歯間部に白い三角形の潰瘍性病変として観察される．

・歯肉に腫脹・出血と激痛や悪臭，全身性に発熱と倦怠感やリンパ節腫脹などが生じ，病変部プラークからは，らせん菌（スピロヘータ）や紡錘状桿菌が多く検出される．

・抗菌薬の内服とデブリドマンを行う．

・他に口腔咽頭に灰白色の偽膜が形成されるのはジフテリアであり（→ p.14 参照），培養検査で鑑別が必要なこともある．

・発生要因としては，口腔清掃不良，免疫不全（AIDS など），喫煙，ストレスなどが考えられている．

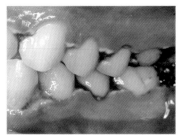

壊死性潰瘍性歯肉炎の口腔内所見
（第 113 回歯科医師国家試験）

 コラム：歯科と内毒素

　内毒素（エンドトキシン，LPS，リポ多糖）は，歯周病原性細菌の主要な病原因子である．そのため，歯科医師国家試験では，頻回に問われる重要キーワードである．グラム陰性菌における内毒素の局在位置も確認しておこう．→ Chapter 1 参照

Chapter 19

化学療法と消毒・滅菌

Check Point

・化学療法薬（抗菌薬）の分類と種類を説明できる.
・化学療法薬（抗菌薬）の作用機序と副反応を説明できる.
・歯科診療で用いられる消毒と滅菌を説明できる.

Ⅰ. 化学療法

抗菌薬，抗ウイルス薬，抗真菌薬などの化学物質を投与して，感染症を制御することである.

1）選択毒性

ヒトに毒性が少なく，病原微生物にのみ強い毒性を示すこと

2）化学療法指数

・化学療法指数＝（治療に有効な最小投与量）/（副作用を示さない最大投与量）

・値が小さいほど効果が高く，安全な治療薬である.

3）抗菌薬感受性とその測定

（1）最小発育阻止濃度（MIC）

液体希釈法にて，被験菌の発育を阻止できた抗菌薬の最小濃度

（2）最小殺菌濃度（MBC）

MIC 測定で発育が阻止された被験液郡を寒天培地ですべて培養し，コロニーが生育しなかった最大の希釈濃度

（3）感受性ディスク法

　一定濃度の抗菌薬を含ませたディスク状の濾紙を寒天培地で培養する被験菌に作用させ，発育阻止円とその直径を観察する方法．MIC 値は測定できない．

（4）E-テスト

　濃度勾配をつけて抗菌薬を帯状の濾紙に含ませ，ディスク法と同様に培養検査する．濃度勾配と阻止帯の交線から，MIC 値を測定できる．

Ⅱ．化学療法薬の種類

A β-ラクタム系

・細菌の**細胞壁の合成を阻害**する．

・ペニシリン，セフェム系

・**Ⅰ型（アナフィラキシー型）アレルギーの既往**を確認する必要がある．

B マクロライド系

・細菌の **50S リボソーム**に作用し，**タンパク質の合成を阻害**する．🎯よくでる

・エリスロマイシン，クラリスロマイシン，アジスロマイシン

・グラム陽性菌によく奏効するが，**レンサ球菌属**を主体に**耐性菌**が急増している．🎯よくでる

・そのため，経口薬の使用量を半減させる目標が設定されている（AMRアクションプラン，厚生労働省，2016）．

C テトラサイクリン系

・細菌の **30S リボソーム**に作用し，**タンパク質の合成を阻害**する．🎯よくでる

・テトラサイクリン，ミノサイクリン── 歯周病治療で頻用されている

・広い抗菌スペクトルを有し，各種の細菌によく奏効する．

・マイコプラズマ，リケッチア，クラミジア，歯周病原性細菌の第一選
 択薬である.

・**歯の着色**などの副作用があるため，8歳未満の小児に投与する際には
 注意が必要である（→ p.28 参照）.🎯よくでる

D アミノ配糖体系

・細菌の **30S リボソーム**に作用し，**タンパク質の合成を阻害**する.🎯よくでる

・カナマイシン，ストレプトマイシン

・**難聴**の副作用が報告されている.🎯よくでる

E キノロン系

・細菌の**核酸の合成（DNA ジャイレース）を阻害**する.🎯よくでる

・オフロキサシン，レボフロキサシン

・近年の製品は，広い抗菌スペクトルを有し，各種細菌によく奏効する.

・そのため，臨床現場で頻用され，耐性菌が散発している.

F バンコマイシン 🎯よくでる

・細菌の**細胞壁の合成を阻害**する.

・多剤耐性化を示す MRSA に有効な抗菌薬である（→ p.13 参照）.

・腸球菌（*Enterococci*）に耐性が生じつつあり，耐性菌は，**バンコマイ
 シン耐性腸球菌**（vancomycin resistant enterococci：**VRE**）とよばれ
 ている.

Ⅲ. 消毒と滅菌

A 消毒

ヒトに有害な病原微生物を除去・殺滅することをいう.

B 滅菌

すべての微生物を殺滅するか，完全に除去し，無菌状態を得ることをいう．

C 標準予防策（スタンダードプレコーション）

・医療現場において，すべての体液，排泄物，粘膜，そして損傷のある皮膚，それらと接触したものは，すべて感染性物質として扱う予防策のこと（**汗は除く**）．

・歯科診療では，手洗い，マスク，グローブ，ゴーグル，フェイスガード，エプロン，ガウン，バキュームなどで感染防御および院内感染対策をする．

・院内感染対策の委員会開催は，**医療法**で規定されている．

・唾液や口腔粘膜と接触したものは，ミラー，ピンセット，印象や技工物，エックス線フィルムも感染性物質として扱う．

Ⅳ．消毒薬

A グルタルアルデヒド（グルタラール）

・すべての細菌とウイルス，**芽胞**（→ p.4 参照）を死滅できる．

・ヒトの皮膚粘膜には使用できない．

・換気下で，金属器具の浸漬消毒に使用する．

・血液が付着している器具でも消毒可能

B ポビドンヨード

・すべての細菌とウイルス，**芽胞**を死滅できる．

・ヨードアレルギーがなければ，ヒトの皮膚粘膜にも使用できる．

・褐色であるため，着色を避けたい対象物には使用しない（2018 年には無色タイプも販売が始まった）．

C 消毒用エタノール

・**B型肝炎ウイルスやノロウイルス**などの一部ウイルスと**芽胞は死滅できない**. 🎯よくでる

・純水で70〜80％に希釈して使用する.

・個包装パックが推奨されている.

・ヒトの皮膚にも使用できる.

D 次亜塩素酸ナトリウム溶液

・**ノロウイルス**などの除去に使用する.

・歯科では印象体の消毒に使用される.

・金属腐食性とヒトの皮膚粘膜への侵襲性があるため，用途は限られている.

CHECK! 消毒薬

対象 / 消毒薬	手指・皮膚	金属器具	印象体	芽胞	一般細菌	HBV,ノロウイルス	一般ウイルス	真菌
グルタルアルデヒド	×	○	×	○	○	○	○	○
ポビドンヨード	○	×	×	○	○	○	○	○
消毒用エタノール	○	○	×	×	○	×	○	○
次亜塩素酸ナトリウム	×	×	○	○	○	○	○	○

HBV：B型肝炎ウイルス

V．滅菌法

A オートクレーブ（高圧蒸気滅菌）

・121℃で20分の条件で高圧蒸気滅菌する．

・すべての細菌とウイルス，**芽胞**（芽胞の滅菌がオートクレーブの温度と時間設定の基準となっている）を滅菌できる．

・経済性に優れる．

B 紫外線滅菌

・波長260nmの殺菌灯で滅菌する．

・紫外線の照射されない面は，滅菌されない．

C 放射線滅菌

γ線滅菌法．主にディスポーザブル製品で使われる．

CHECK!　Spaulding による消毒水準分類

滅菌		いかなる形態の微生物の生命をも完全に排除または死滅させる．オートクレーブなど
消毒	高水準	芽胞が多数存在する場合を除き，すべての微生物を死滅させる．グルタラールなど
	中水準	結核菌，栄養型細菌，ほとんどのウイルス，ほとんどの真菌を殺滅するが，必ずしも芽胞は殺滅しない．次亜塩素酸系（次亜塩素酸ナトリウムなど），ヨード系（ポビドンヨードなど），アルコール系（消毒用エタノールなど）
	低水準	ほとんどの栄養型細菌，ある種のウイルス，ある種の真菌を殺滅する．第四級アンモニウム塩（ベンザルコニウム塩化物，ベンゼトニウム塩化物など），クロルヘキシジン

人名	主な業績など
Antonie van Leeuwenhoek	顕微鏡の発明．デンタルプラーク細菌の観察．
Edward Jenner	種痘による天然痘の予防．
Louis Pasteur	自然発生説の否定．低温殺菌法の発明．
Robert Koch	感染症の病原体を証明するための基本指針「コッホの原則」を確立．炭疽菌，結核菌，コレラ菌の発見．ツベルクリンの精製．
北里柴三郎	破傷風菌，ペスト菌の発見．破傷風トキソイドによるワクチンの開発．破傷風菌やジフテリア菌の抗毒素血清療法の発明．
志賀　潔	赤痢菌の発見．
Dmitri Ivanovsky	タバコモザイクウイルスの発見．
Alexander Fleming	抗菌薬ペニシリンの発見．
Selman Waksman	抗菌薬ストレプトマイシンの発見．
大村　智	寄生虫感染症治療薬アベルメクチンの発見．

Chapter 1

| LPS | lipopolysaccharide | リポ多糖 |

Chapter 2

SLO	streptolysin O	ストレプトリジン O
ASO	anti-streptolysin O	抗ストレプトリジン O 抗体
PRSP	penicillin-resistant *Streptococcus pneumonia*	ペニシリン耐性肺炎球菌
TSST-1	toxic shock syndrome toxin-1	毒素性ショック症候群毒素-1
MRSA	methicillin-resistant *Staphylococcus aureus*	メチシリン耐性黄色ブドウ球菌

Chapter 3

| DPT-IPV ワクチン | *Corynebacterium diphtheriae*, *Bordetella pertussis*, *Clostridium tetani*, inactivated polio vaccine | ジフテリア（D），百日咳（P），破傷風（T），ポリオ（IPV）の混合ワクチン |
| BCG | Bacille de Calmette et Guérin | ウシ型結核菌（*Mycobacterium bovis*）のワクチン用弱毒菌株 |

Chapter 4

MDRP	multidrug-resistant *Pseudomonas aeruginosa*	多剤耐性緑膿菌
EHEC	enterohemorrhagic *Escherichia coli*	腸管出血性大腸菌
HUS	hemolytic uremic syndrome	溶血性尿毒症症候群

Chapter 5

| STS | serological test for syphilis | 梅毒血清反応 |
| TPHA | *Treponema pallidum* hemagglutination test | 梅毒病原体赤血球凝集反応 |

Chapter 8

HHV	human herpes virus	ヒトヘルペスウイルス
HSV	herpes simplex virus	単純ヘルペスウイルス
EBV	Epstein-Barr virus	エプスタイン・バーウイルス
HCMV	human cytomegalovirus	ヒトサイトメガロウイルス
KSHV	Kaposi's sarcoma associated herpes virus	カポジ肉腫関連ヘルペスウイルス
HPV	human papillomavirus	ヒトパピローマウイルス

Chapter 9

| HA | hemagglutinin | 赤血球凝集素 |
| NA | neuraminidase | ノイラミニダーゼ |

CRS	congenital rubella syndrome	先天性風疹症候群
SARS	severe acute respiratory syndrome	重症急性呼吸器症候群
MERS	Middle East respiratory syndrome coronavirus	中東呼吸器症候群

Chapter 10

HIV	human immunodeficiency virus	ヒト免疫不全ウイルス
AIDS	acquired immune deficiency syndrome	後天性免疫不全症候群
CD	cluster of differentiation	分化抗原群
HTLV	human T-cell leukemia virus	ヒトT細胞白血病ウイルス

Chapter 11

HBV	hepatitis B virus	B型肝炎ウイルス
HBs	hepatitis B surface antigen	B型肝炎の表面抗原
HCV	hepatitis C virus	C型肝炎ウイルス

Chapter 13

| NK 細胞 | natural killer cell | ナチュラルキラー細胞 |
| TLR | Toll-like receptor | Toll様受容体 |

Chapter 14

| Ig | immunoglobulin | 免疫グロブリン |

Chapter 15

| CTL | cytotoxic T lymphocyte | 細胞傷害性T細胞 |
| MHC | major histocompatibility complex | 主要組織適合遺伝子複合体 |

Chapter 16

PRP	proline-rich protein	高プロリンタンパク質
PRGP	proline-rich glycoprotein	高プロリン糖タンパク質
GTF	glucosyltransferase	グルコシルトランスフェラーゼ

Chapter 17

Pac	protein antigen serotype *c*	血清型*c*菌（＝*S. muitans*）のタンパク質抗原
CA-GTF	cell associated glucosyltransferase	菌体結合型グルコシルトランスフェラーゼ
CF-GTF	cell free glucosyltransferase	菌体遊離型グルコシルトランスフェラーゼ
GBP	glucan-binding protein	グルカン結合タンパク質

Chapter 19

| VRE | vancomycin-resistant *Enterococci* | バンコマイシン耐性腸球菌 |

■必修の基本的事項
基準値を理解すべき検査項目

分類	項目	本書対応ページ（Chapter）
免疫血清学検査		
炎症マーカー	C 反応性タンパク〈CRP〉	P.11

大項目	中項目	小項目	本書対応ページ（Chapter）
2 社会と歯科医療	キ 院内感染対策	a 標準予防策〈standard precautions〉	P.82
		b 個人用防護服〈PPE〉	
		c 薬剤耐性〈antimicrobial resistance；AMR〉と抗菌薬の適正使用〈antimicrobial stewardship；AMS〉	P.4, 8, 10〜13, 20, 29, 79
		d 医療廃棄物処理	
		e 感染対策委員会，感染制御〈対策〉チーム〈ICT〉	
3 予防と健康管理・増進	ウ 予防手段	a フッ化物応用	P.73
		c 口腔清掃（歯磨剤を含む）	P.11
4 人体の正常構造・機能	ア 全身・口腔の構造と機能	g 免疫系（免疫系担当細胞・臓器，自然免疫，体液性免疫，細胞性免疫）	Chapter 13, 14
	イ 全身・口腔の生態系	a 微生物の構造・一般性状	P.66
		b 常在微生物叢	Chapter 1, 7, 12
		c プラーク〈口腔バイオフィルム〉	Chapter 16
6 主要な疾患と障害の病因・病態	ア 疾病の概念	d 炎症	Chapter 2〜6, 8〜12, 17, 18
		e 感染症	
		f 免疫異常	Chapter 15
	イ 口腔・顎顔面領域の疾患と障害の概念	j 歯性感染症	Chapter 17
		m 口腔粘膜疾患	P.10, 33〜40, 42, 50〜51
7 主要症候	ウ 全身的疾患に関連する口腔・顎顔面領域の症候	d 後天性免疫不全症候群〈AIDS〉に伴う症候（カンジダ症，歯周疾患，毛状〈様〉白板症など）	P.45, 46
		e ウイルス感染に伴う症候（水疱など）	Chapter 8〜11
		f 結核・梅毒に伴う症候（粘膜斑，潰瘍など）	P.17〜19, Chapter 5
		l 認知症患者，要介護高齢者にみられる症候（カンジダ症，口腔乾燥，摂食嚥下障害など）	P.50〜51
8 診察の基本	ア 診察のあり方	a 安全と感染への配慮	p.81〜83
9 検査・臨床判断の基本	エ 検体検査の種類	d 免疫血清学検査	P.10, 17〜19, 24〜25
		e 微生物学検査	P.36, 37, Chapter 10, 11

11	治療の基礎・基本手技	エ	消毒・滅菌と感染対策	a	消毒・滅菌法	Chapter 19
				b	手術野の防湿・消毒，清潔操作	
				d	標準予防策〈standard precautions〉	
12	一般教養的事項	ア	医学史，歯科医学史			付録①
		イ	医学・医療に関する人文・科学・芸術・時事問題などに関連する一般教養的知識や考え方			p.8, 44

■歯科医学総論

大項目	中項目	小項目〔備考〕	本書対応ページ(Chapter)

総論Ⅰ 保健・医療と健康増進

2	ライフステージ別にみた保健・福祉	ア	母子保健，母子歯科保健と児童福祉	c	母子歯科保健の意義	
				d	妊産婦の歯科保健	
				e	乳幼児の歯科保健と健康診査	
		イ	学校保健，学校歯科保健と学校安全	b	学校保健の領域・内容	P.20
		オ	高齢者保健，高齢者歯科保健	c	高齢者歯科保健・高齢者の口腔管理	P.11, 50〜51
7	感染症対策	ア	感染症対策と疫学	a	主な感染症の疫学と流行状況	P.10〜13, 16〜19, 23〜28
				b	感染症の予防（感染症の予防及び感染症の患者に対する医療に関する法律〈感染症法〉，検疫法，予防接種法）	
				c	院内感染対策（感染対策委員会，感染制御〈対策〉チーム〈ICT〉，※手術部位感染〈SSI〉）	P.81〜83

総論Ⅱ 正常構造と機能，発生，成長，発達，加齢変化

2	全身・口腔の生態系	ア	常在微生物叢	a	皮膚，腸内	p.66
				b	頰・舌粘膜，歯肉溝	
		イ	プラーク〈口腔バイオフィルム〉	a	歯肉縁上プラーク	p.67〜69
				b	歯肉縁下プラーク	
3	免疫	ア	免疫担当細胞			Chapter 13, 14
		イ	免疫系臓器	a	一次(中枢)リンパ組織	
				b	二次(末梢)リンパ組織	
		ウ	抗原処理と抗原提示			P.54, 57, 62
		エ	自然免疫	a	微生物の認識機構	Chapter 13
				b	微生物の排除機構	
		オ	獲得免疫	a	体液性免疫	Chapter 14
				b	細胞性免疫	

総論Ⅲ　病因，病態

1	病因，病態	キ	感染症	a	病原微生物	Chapter 2〜6, 8〜12, 17, 18
				b	感染症	
		ク	免疫異常	a	免疫不全	Chapter 10
				b	自己免疫疾患	Chapter 15
				c	アレルギー（過敏症）	
		サ	疼痛	c	口腔・顔面領域の疼痛	p.34
2	口腔・顎顔面領域の疾患の病因・病態	ア	主な病因・病態	a	先天異常・発育異常	P.24, 41

総論Ⅳ　主要症候

| 2 | 口腔・顎顔面の症候 | ク | 口腔・顎顔面の機能障害 | （開口・閉口障害） | P.15 |

総論Ⅴ　診察

| 6 | 全身疾患を有する者への対応 | ア | 留意すべき疾患 | i | 感染症〔結核，ウイルス性肝炎など〕 | Chapter 11 P.17〜19 |
| | | | | k | 免疫・アレルギー疾患（関節リウマチ，アナフィラキシー，金属アレルギー，全身性エリテマトーデス〈SLE〉，移植片対宿主病〈GVHD〉，IgA血管炎〈アレルギー性紫斑病〉） | Chapter 15 |

総論Ⅵ　検査

| 3 | 検体検査 | ア | 検体検査 | d | 免疫血清学検査〔炎症マーカー，自己抗体，血清学的診断〕 | Chapter 10, 11 P.10, 17〜19, 24〜25, 34 |
| | | | | e | 微生物学検査〔塗抹検査（染色法），培養検査，薬剤感受性試験，核酸検査（遺伝子検査），Polymerase Chain Reaction 法〈PCR法〉〕 | P.5, 8, 17〜19 |

総論Ⅶ　治療

1	治療の基礎	エ	全身管理に留意すべき疾患	b	呼吸器疾患（誤嚥性肺炎）	p.11
				j	免疫・アレルギー疾患（免疫不全，膠原病，アレルギー疾患，後天性免疫不全症候群〈AIDS〉）	Chapter 10, 15
				k	感染症〔ウイルス感染症，細菌感染症，真菌感染症〕	Chapter 2〜6 P.8〜12, 17〜19
				m	その他（菌交代症）	
4	手術・周術期の管理，麻酔	ア	手術	b	消毒と滅菌（標準予防策〈standard precautions〉，感染経路別予防策）	P.81〜83
8	薬物療法	ウ	疾患に応じた薬物治療	b	抗炎症薬	
				c	抗微生物薬	P.79〜81
				g	齲蝕予防薬	P.73

■歯科医学各論

大項目	中項目	小項目（備考）	本書対応ページ（Chapter）

各論Ⅰ　成長・発育に関連した疾患・病態

大項目	中項目	小項目（備考）	本書対応ページ（Chapter）
3　口腔・顎顔面の疾患	ウ　ウイルス感染による疾患	a　単純疱疹（疱疹性歯肉口内炎，口唇ヘルペスを含む）	P.33〜35
		b　水痘・帯状疱疹	P.34〜35
		c　手足口病	P.37, 42
		d　ヘルパンギーナ	P.37, 42
		e　麻疹（Koplik 斑）	P.40

各論Ⅱ　歯・歯髄・歯周組織の疾患

大項目	中項目	小項目（備考）	本書対応ページ（Chapter）
1　歯の硬組織疾患	ア　歯の硬組織疾患の病因と病態	a　齲蝕の病因（脱灰，再石灰化）	Chapter 17
		b　齲蝕のリスクファクター	Chapter 18
	イ　歯の硬組織疾患の予防・管理	a　齲蝕の予防・管理	P.73
		b　初期齲蝕の診断	
		c　フッ化物応用	P.73
		d　食生活指導	
		e　口腔清掃指導	
3　歯周疾患	ア　歯周疾患の病因と病態	b　歯肉病変とそのリスクファクター	Chapter 18
		b　歯周炎とそのリスクファクター	
		c　壊死性歯周疾患	P.75
	エ　小児期にみられる歯周疾患	a　小児の歯肉病変・歯周炎の特徴	P.76

各論Ⅲ　顎・口腔領域の疾患

大項目	中項目	小項目（備考）	本書対応ページ（Chapter）
1　主として軟組織に関連する疾患の病態・診断・治療	ウ　軟組織の炎症の病態・診断・治療	e　歯性全身感染症（菌血症，敗血症，歯性病巣感染，全身性炎症〔性〕反応症候群〈SIRS〉，感染性心内膜炎）	
		f　肉芽腫性炎（口腔結核，口腔梅毒，Hansen 病）	
	ク　口腔粘膜疾患の病態・診断・治療	a　ウイルス性口内炎	
		〔単純疱疹〕	P.33〜37
		〔帯状疱疹〕	P.34〜35
		〔手足口病，ヘルパンギーナ〕	P.37, 42
		e　全身性エリテマトーデス〈SLE〉	
		f　アフタ性口内炎（慢性再発性アフタ）	P.33〜37
		h　壊死性潰瘍性歯肉口内炎，壊疽性口内炎	P.75
		j　口腔カンジダ症〈鵞口瘡〉	P.50〜51
		x　口角炎，口角びらん	P.33〜37
3　主として機能に関連する疾患の病態・診断・治療	ア　唾液性疾患の病態・診断・治療	d　唾液腺炎・唾液管炎（ウイルス性唾液腺炎）	p.39
	イ　神経・運動器疾患の病態・診断・治療	f　非歯原性歯痛	p.34

4	主として全身に関連する疾患の病態・診断・治療	ア	口腔・顎顔面に異常をきたす骨系統疾患・症候群	j	Ramsay Hunt 症候群〈Hunt 症候群〉	P.34～35
		イ	口腔症状を呈するウイルス感染症	a	ヒト免疫不全ウイルス〈HIV〉感染症〔後天性免疫不全症候群〈AIDS〉〕	P.45
				b	風疹〔先天性風疹症候群〕	P.41
				c	麻疹	P.40
				d	水痘・帯状疱疹〔Ramsay Hunt 症候群〈Hunt 症候群〉〕	P.34～35
				e	単純疱疹	P.34～35
				f	手足口病	P.37, 42
				g	ヘルパンギーナ	P.37, 42
		ウ	口腔症状を呈する細菌感染症	a	梅毒	P.24～26
				b	破傷風	P.15～16
				c	結核	P.17～19
		エ	口腔症状を呈するアレルギー疾患・免疫異常	a	金属アレルギー	P.64
				b	IgA 血管炎〈アレルギー性紫斑病〉	
				c	Quincke 浮腫	
				d	移植片対宿主病〈GVHD〉	
				e	IgG4 関連疾患	
		オ	口腔症状を呈する自己免疫疾患	c	全身性エリテマトーデス〈SLE〉	
				d	Sjögren 症候群	
				e	特発性血小板減少性紫斑病〈免疫性血小板減少性紫斑病〉〈ITP〉	
		コ	出血性素因	b	IgA 血管炎〈アレルギー性紫斑病〉	
				c	特発性血小板減少性紫斑病〈免疫性血小板減少性紫斑病〉〈ITP〉	
				f	播種性血管内凝固症候群〈DIC〉	
		ソ	歯科における全身的偶発症とその対応	d	アナフィラキシー｛ショック｝	Chapter 15

各論Ⅴ　配慮が必要な高齢者・有病者・障害者等に関連した疾患・病態・予防ならびに歯科診療

2	治療の基礎	エ	全身管理に留意すべき疾患	j	免疫・アレルギー疾患〔免疫不全、膠原病, アレルギー疾患, 後天性免疫不全症候群〈AIDS〉〕	Chapter 10, 15
				k	感染症〔ウイルス感染症, 細菌感染症, 真菌感染症〕	Chapter 2～6, 8～12, 17～18

■主な検査項目の表記
1　一般臨床検査

分類	項目	対応ページ
尿検査	白血球反応	P.11
	レジオネラ抗原	P.23
	肺炎球菌抗原	P.11
喀痰検査	細菌検査	P.17～19
脳脊髄液検査	細菌検査	
穿刺液検査	細菌検査	

2 血液学検査

分類	項目	対応ページ
血球検査	白血球	P.11

4 免疫血清学検査

分類	項目	対応ページ
炎症マーカー	C反応性タンパク〈CRP〉	P.11
感染の抗原・抗体	梅毒血清反応	P.24〜25
	ASO	P.10
	トキソプラズマ抗体	P.52
	マイコプラズマ抗体	P.27〜28
	ウイルス血清反応	
	HTLV-1抗体	P.46
	HIV抗体	P.45〜46
	HBs抗原, HBs抗体, HBc抗体	P.47〜48
	HCV抗体	P.48
補体	血清補体価(CH50), C3, C4	P.54
	免疫複合体	P.54
細胞免疫・食菌能検査	ツベルクリン反応	P.17〜19

5 微生物学検査

分類	項目	対応ページ
病原体検査	細菌検査(塗抹, 培養, 同定, 薬剤感受性試験)	
	結核・抗酸菌検査(塗抹, Gaffky号数, 培養, 感受性試験, 核酸検査)	P.17〜19
	スピロヘータ	P.24〜25
	リケッチア	P.28
	クラミジア	P.28
	マイコプラズマ	P.27〜28
	ウイルス	Chapter 8〜11
	真菌	Chapter 12
	原虫	Chapter 12
	寄生虫	Chapter 12
	核酸検査	Chapter 12

注)細菌の学名はイタリック体で, ウイルスはローマン体で表記.

6 病理学検査

分類	項目	対応ページ
染色法	Gram染色	P.5, 8
	Ziehl-Neelsen染色	P.17〜19
	Grocott染色	Chapter 12

参考文献

1) 川端重忠ほか編：口腔微生物学・免疫学．第5版．医歯薬出版，東京，2021.

2) 浜田茂幸ほか編：口腔微生物学・免疫学．第3版．医歯薬出版，東京，2010.

3) 全国歯科衛生士教育協議会監修：最新歯科衛生士教本 微生物学．医歯薬出版，東京，2022.

4) 神谷 茂ほか編：標準微生物学．第14版．医学書院，東京，2021.

5) 吉田眞一ほか編：戸田新細菌学．第34版．南山堂，東京，2013.

6) 神谷 茂ほか監訳：ブラック微生物学．原著第8版訳．丸善，東京，2014.

7) 松本哲哉ほか監訳：イラストレイテッド微生物学．第3版．丸善，東京，2014.

8) 光山正雄編：微生物感染症学．南山堂，東京，2005.

9) 中尾篤人監訳：分子細胞免疫学．原著第9版訳．エルゼビア，東京，2018.

10) 笹月健彦監訳：免疫生物学．原著第7版訳．南江堂，東京，2010.

11) 高津聖志ほか監訳：免疫学イラストレイテッド．原著第7版訳．南江堂，東京，2009.

12) 菊地浩吉ほか編：医科免疫学．第6版．南江堂，東京，2008.

13) 笹月健彦監訳：エッセンシャル免疫学．原著第3版訳．MEDSi，東京，2016.

14) 笹月健彦監訳：カラー図説免疫学．MEDSi，東京，2009.

15) 小安重夫編：免疫学最新イラストレイテッド．羊土社，東京，2009.

16) 河本 宏：もっとよくわかる！免疫学．羊土社，東京，2011.

17) 山西弘一監修：標準微生物学（Standard Text book）．医学書院，東京，2002.

18) 野本明男ほか編：ウイルス研究の現在と展望．共立出版，東京，2008.

19) 日本感染症学会編：感染症専門医テキスト I．第2版．南江堂，東京，2017.

20) 松本哲哉監修：感染防止からみる微生物学．秀潤社，東京，2014.

21) 八木哲也編：抗菌薬・抗微生物薬の選び方・使い方 Q & A．文光堂，東京，2014.

22) Kolenbrander PE, London J：Adhere today, here tomorrow：oral bacterial adherence. *J Bacteriol*, **175**：3247〜3252, 1993.

【著者略歴】

寺尾　豊（てらお　ゆたか）

1995年　大阪大学歯学部卒業
1999年　大阪大学大学院歯学研究科修了
2004年　大阪大学大学院歯学研究科助手
2006年　大阪大学大学院歯学研究科講師
2008年　大阪大学大学院歯学研究科准教授
2012年　新潟大学大学院医歯学総合研究科教授，現在に至る

歯科国試パーフェクトマスター

口腔微生物学・免疫学 第2版　　　ISBN978-4-263-45879-2

2018年10月10日　第1版第1刷発行
2021年12月20日　第1版第3刷発行
2022年 8 月25日　第2版第1刷発行

著　者　寺　尾　　　豊

発行者　白　石　泰　夫

発行所　医歯薬出版株式会社

〒113-8612　東京都文京区本駒込1-7-10
TEL. (03)5395-7638(編集)・7630(販売)
FAX. (03)5395-7639(編集)・7633(販売)
https://www.ishiyaku.co.jp/
郵便振替番号　00190-5-13816

乱丁，落丁の際はお取り替えいたします　　　印刷・教文堂／製本・愛千製本所

© Ishiyaku Publishers, Inc., 2018, 2022. Printed in Japan

本書の複製権・翻訳権・翻案権・上映権・譲渡権・貸与権・公衆送信権（送信可能化権を含む）・口述権は，医歯薬出版㈱が保有します．
本書を無断で複製する行為（コピー，スキャン，デジタルデータ化など）は，「私的使用のための複製」などの著作権法上の限られた例外を除き禁じられています．また私的使用に該当する場合であっても，請負業者等の第三者に依頼し上記の行為を行うことは違法となります．

[JCOPY]＜出版者著作権管理機構　委託出版物＞

本書をコピーやスキャン等により複製される場合は，そのつど事前に出版者著作権管理機構（電話 03-5244-5088，FAX 03-5244-5089，e-mail：info@jcopy.or.jp）の許諾を得てください．